MANUEL DU MÉDECIN PRATICIEN

LA PRATIQUE

DES

MALADIES DE L'ESTOMAC

ET

DE L'APPAREIL DIGESTIF

DANS LES HOPITAUX DE PARIS

AIDE-MÉMOIRE ET FORMULAIRE

DE THÉRAPEUTIQUE APPLIQUÉE

PAR

Le Professeur PAUL LEFERT

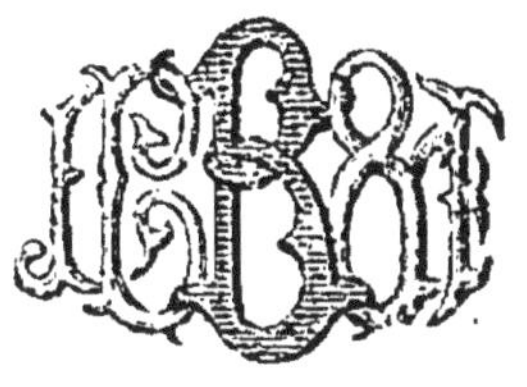

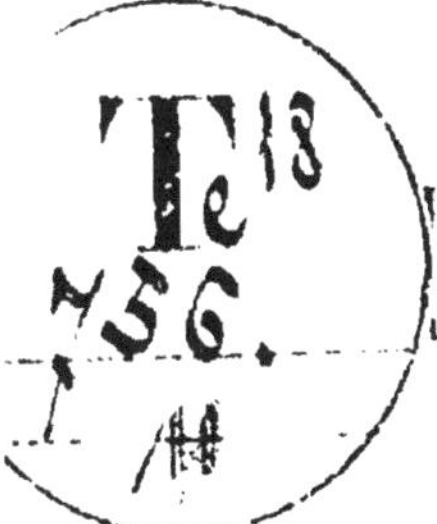

PARIS

...RIE J.-B. BAILLIÈRE ET FILS

...utefeuille, 19, près du boulevard Saint-Germain.

1894

LA PRATIQUE

DES

MALADIES DE L'ESTOMAC

ET

DE L'APPAREIL DIGESTIF

DANS LES HOPITAUX DE PARIS

Traité des maladies de l'estomac, par L. Bouveret, professeur agrégé à la Faculté de médecine de Lyon, médecin de l'Hôtel-Dieu. 1893, 1 vol. in-8 de 743 p. 14 fr.

La Neurasthénie, épuisement nerveux, par L. Bouveret. 2e *édition*, 1891, 1 vol. in-8, de 480 pages . . . . . 6 fr.

La Dyspepsie par hypersécrétion gastrique (*Maladie de Reichmann*), par L. Bouveret et E. Devic. 1891, 1 vol. in-8 de 250 pages . . . . 5 fr.

Formulaire de l'antisepsie et de la désinfection, par H. Bocquillon-Limousin. Introduction par le Dr Verchère, chirurgien de Saint-Lazare. 1893, 1 vol. in-16 de 300 pages, avec figures, cartonné . . . . 3 fr.

Le végétarisme et le régime végétarien rationnel, par le Dr Bonnejoy. Introduction par le Dr Dujardin-Beaumetz. 1891, 1 vol. in-16 de 342 pages. . . . . 3 fr. 50

L'estomac et le corset. Déviations, dislocations, troubles fonctionnels de l'estomac provoqués par le corset, par le Dr E. Chapotot. 1 vol. gr. in-8. . . . . 3 fr. 50

Hygiène de la table, par le Dr Degoix. 1892, 1 vol. in-16 de 160 pages. 2 fr.

Hygiène alimentaire des malades, des convalescents et des valétudinaires, ou du régime envisagé comme moyen thérapeutique, par le Dr Fonssagrives. 3e *édition*, 1 vol. in-8 de XLVII-688 pages. . . . . 9 fr.

Le lait et le régime lacté, par le Dr Malapert du Peux. 1890, 1 vol. in-16 de 160 pages . . . . 2 fr.

Des aliments d'épargne, alcool et boissons aromatiques; effets physiologiques, applications à l'hygiène et à la thérapeutique, par A. Marvaud, professeur agrégé à l'Ecole du Val-de-Grâce. 2e *édition*, 1 vol. in-8 de XVI-504 pages, avec planches. . . . . 6 fr.

Du cancer précoce de l'estomac, par le Dr Marc Mathieu. 1 vol. gr. in-8, 149 pages . . . . 2 fr.

Anatomie pathologique des étranglements internes. par le Dr Duchaussoy. 1 vol. in-4, 294 pages avec 1 planche. . . . . 5 fr.

La dyspepsie, causes, régime, traitement, par le Dr Bachelet. 3e *édition*, 1 vol. in-18 de 381 pages. . . 5 fr.

Étude pratique sur les dyspepsies, par le Dr A. Bintot. 1 vol. in-8, 164 pages . . . . 3 fr. 50

MANUEL DU MÉDECIN PRATICIEN

LA PRATIQUE

DES

IALADIES DE L'ESTOMAC

ET

DE L'APPAREIL DIGESTIF

DANS LES HOPITAUX DE PARIS

AIDE-MÉMOIRE ET FORMULAIRE

DE THÉRAPEUTIQUE APPLIQUÉE

PAR

Le Professeur **PAUL LEFERT**

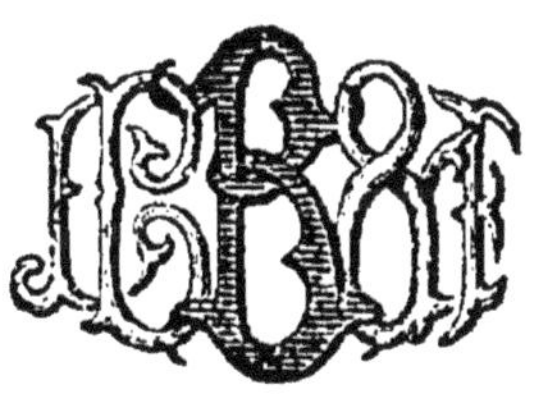

PARIS

LIBRAIRIE J.-B. BAILLIÈRE ET FILS

Rue Hautefeuille, 19, près du boulevard Saint-Germain.

1894

PRÉFACE

Nous avons pensé qu'il y avait utilité à présenter la *pratique* des médecins et des chirurgiens des hôpitaux de Paris : MM. Barié, Bouchard, Brouardel, Bucquoy, Chantemesse, Chauffard, Debove, Dieulafoy, Dujardin-Beaumetz, Galliard, Gilbert, Hanot, Hayem, Huchard, Hutinel, Jaccoud, Lancereaux, Landouzy, Le Gendre, Alb. Mathieu, Millard, Netter, C. Paul, Potain, Rendu, Alb. Robin, G. Sée, Tillaux, Troisier, etc.

On trouvera, traitées dans ce livre, les questions qui s'offrent chaque jour à l'observation de tout praticien : *Antisepsie de l'estomac, de l'intestin et des voies biliaires, Cancer de l'estomac, Chimisme stomacal, Cirrhose, Coliques hépatiques, Diarrhée, Dilatation de l'estomac, Dyspepsie, Entérite, Entéro-colite, Gastralgie, Gavage, Hyperchlorhydrie, Kystes du foie, Lavage de l'estomac et de l'intestin, Lithiase biliaire, Massage stomacal, Névroses de l'estomac, Obésité, Pérityphlite, Régime alimentaire et végétarien, Stomatite, Typhlite, Ulcère de l'estomac.*

Cet ouvrage, dû à la collaboration de 100 médecins et chirurgiens des hôpitaux de Paris, renferme plus de quatre cents consultations sur les cas les plus nouveaux et les plus variés.

Il permet au médecin instruit de se rappeler ce qu'il a vu, alors qu'étudiant, il suivait les services hospitaliers de Paris ; il permet à celui qui depuis longtemps s'est relégué dans la pratique, de se tenir au courant des nouvelles méthodes de traitement.

Le praticien est toujours certain, quel que soit son choix, de s'appuyer sur les conseils d'un confrère dont le nom fait autorité.

Sans doute, au lit du malade, l'état particulier de ce dernier a au moins autant de poids que le genre de maladie dont il est atteint ; il n'en reste pas moins que chaque médecin a pour chaque maladie un ensemble de moyens formant un arsenal, dans lequel il puise incessamment, sauf à choisir l'agent qui s'adapte le mieux à la constitution propre du patient.

Pour faciliter les recherches et pour rendre par cela même le livre plus utile, nous l'avons complété par deux tables alphabétiques, l'une par noms d'auteurs, l'autre par ordre de matières. De telle sorte que l'on peut à la fois avoir l'opinion de tel ou tel professeur sur les diverses questions qui sont à l'ordre du jour et en même temps passer en revue l'opinion des divers chefs de service sur un sujet déterminé.

Nous remercions ceux de nos savants maîtres qui ont bien voulu nous donner quelques notes inédites ; elles ne pourront qu'augmenter l'intérêt de notre travail.

Paris, le 31 mars 1894. P. L.

LA PRATIQUE

DES MALADIES DE L'ESTOMAC

ET DE L'APPAREIL DIGESTIF

ANACHLORHYDRIE.

Bouchard.

Donner un ou plusieurs verres à bordeaux d'une solution d'acide chlorhydrique fumant pur à 4 pour 1000.

Germain Sée.

I. Régime. — La digestion des amylacés se fait très facilement, tandis que celle des viandes est pénible. Donc ne donner que peu de viande et choisir les viandes blanches, que l'on divisera finement.

L'alcool à doses faibles est utile : ordonner aux repas l'usage de vin blanc, qu'il sera bon de couper avec les eaux de Bussang, de Condillac.

La meilleure boisson digestive est le thé. Faire une infusion très légère, en boire au moins un demi-litre et n'absorber la boisson que lorsque sa température est élevée. Le thé remplacera avantageusement le vin au repas de midi. Cette boisson calme mieux la soif que la même quantité d'un liquide froid. Il ne faut pas croire cependant que l'on puisse absorber impunément des quantités de thé trop considérables; la digestion se trouve alors gênée par l'abondance du liquide. D'autre part, le thé est excitant, surtout le thé vert, et les personnes sujettes aux palpitations, si fréquentes dans certaines maladies de l'estomac, devront être réservées dans son usage.

L'emploi du régime lacté sera exceptionnel; le conseiller seulement dans le cas où l'estomac du malade sera épuisé par une alimentation exagérée.

II. Traitement local. — Il comporte une double indication : 1° exciter la sécrétion du suc gastrique; 2° donner au suc gastrique l'acide qui lui manque.

Pour remplir la première indication, employer les amers ; se servir de teintures de colombo, de gentiane et surtout de noix vomique.

Pour remplir la seconde indication, donner des alcalins à faibles doses, avant les repas. C'est ainsi que la formule suivante sera utile :

Bicarbonate de soude......	àà 20 centigr.
Craie préparée............	
Magnésie décarbonatée.....	

L'acide chlorhydrique semble tout indiqué. Cependant, ces indications sont restreintes. Il est impossible, en effet, de comparer l'action de l'acide médicamenteux, introduit artificiellement dans l'estomac, à celle de l'acide physiologique, qui s'y forme naturellement et qui agit à l'état de combinaison.

III. Traitement général. — Il dépend de l'affection causale; conseiller l'usage des toniques, le séjour à la campagne, l'emploi des eaux minérales de Bussang, Spa, Forges, chez les anémiques et les convalescents, qui souffrent souvent d'anachlorhydrie.

Hayem.

Donner dans un demi-verre d'eau 1 ou 2 cuillerées à bouche d'une solution d'acide chlorhydrique à 1 pour 200.

ANOREXIE.

Hayem.

Anorexie de la ménopause. — Associer le fer à un amer :

Protoxyde de fer.	} āā 15 centigr.
Colombo pulvérisé	

Pour 1 cachet.

Le protoxalate de fer, à la dose de 15 ou 20 centigrammes, possède des avantages de solubilité et d'absorbabilité rapides. C'est un ferrugineux de choix : on l'ordonne au début des deux repas principaux. On commence par une faible dose qu'on élève graduellement.

ANTISEPSIE.

Bouchard.

Antisepsie générale. — Pour désinfecter une surface facilement accessible, les antiseptiques solubles suffisent, et l'on n'a que l'embarras du choix; pour pratiquer l'antisepsie générale, il faudrait, de toute nécessité, un antiseptique soluble, mais on n'en possède pas encore qui puisse être introduit dans le sang à dose suffisante pour entraver la vie des microbes, sans compromettre la santé ou l'existence du malade.

Pour déterminer la valeur thérapeutique des principales substances antiseptiques, il faut tenir compte à la fois de leur action *antiseptique*, *bactéricide* proprement dite et de leur *action toxique*.

Pour en citer un exemple, le *biiodure de mercure* est 16 fois plus antiseptique que le *naphtol* β, mais par contre il est 253 fois plus toxique, de sorte qu'en définitive la dose thérapeutique de naphtol que l'on peut prescrire pourra stériliser 14 ou 15 fois plus de matière que la dose thérapeutique correspondante de biiodure.

Le *sublimé*, l'antiseptique le plus puissant, est donc, *par suite de sa grande toxicité*, le désinfectant général dont la *valeur thérapeutique est la plus faible.*

Antisepsie intestinale. — Pour l'antisepsie dans l'épaisseur d'un tissu ou celle des cavités difficilement accessibles, où l'on ne peut pratiquer des lavages continus, les antiseptiques insolubles ou difficilement solubles peuvent seuls être employés. Ils doivent être préférés pour le traitement interstitiel de certaines maladies des tissus, pour l'antisepsie des cavités séreuses, et surtout pour l'antisepsie du tube digestif.

Les poisons intestinaux irritent le foie déjà malade, car souvent, dans les affections hépatiques, la bile, qui contribue, sinon à empêcher les putréfactions, au moins à mener à bien les actes digestifs sans les laisser dévier vers les fermentations anormales, fait défaut d'une manière absolue ou relative. Il en résulte une grande fétidité du contenu du tube digestif, fétidité qu'il importe de combattre par les pratiques de l'antisepsie intestinale.

L'antisepsie intestinale devra donc être mise en œuvre non seulement dans les *maladies graves du foie*, telles que les *cirrhoses*, mais encore dans toutes les *hépatites*, dans les *fièvres graves* qui s'accompagnent d'altérations profondes dans la structure de l'organe.

Seul, un antiseptique insoluble, ou tout au moins fort peu soluble, soustrait à l'absorption par son insolubilité même, restera partout présent, dans toute la longueur du tube digestif, et pourra être administré à dose suffisante pour rendre impossible toute fermentation, sans qu'on ait à redouter son action générale sur l'économie, dans laquelle son insolubilité l'empêchera de pénétrer.

Il doit être sous forme de poudre, aussi ténue que possible, de façon à pénétrer partout, à se mélanger intimement aux matières à désinfecter et à imprégner toute leur masse.

Il sera donné par doses fractionnées.

Les *sulfites*, les *hyposulfites*, l'*acide phénique*, la *créosote*, l'*acide borique*, préalablement essayés, n'ont donné aucun résultat favorable.

I. Mixture de Bouchard. — Nous avons cherché à réaliser ces desiderata théoriques, en employant un mélange d'iodoforme, de charbon végétal et de naphtaline, incorporés dans 200 grammes de glycérine, mélange connu sous le nom de *mixture de Bouchard*. Les substances sont employées dans un état de division tel, qu'elles doivent représenter une surface de développement de 60 mètres carrés ; elles sont associées, dans les proportions suivantes :

Charbon	100 gr.
Iodoforme	1 —
Naphtaline	5 —

Toutes les deux heures, on donne au malade une cuillerée à bouche de ce mélange, délayé dans un peu d'eau.

Cette médication, aidée de l'emploi méthodique et intercurrent de purgatifs, réalise l'antisepsie intestinale. Les selles sont diminuées, désinfectées.

Mais elle a quelques inconvénients ; ils résultent, pour une part, de la répugnance opposée par les malades à l'ingestion du médicament, et, en quelque sorte, au caractère massif et encombrant des substances employées. Ils résultent, d'autre part, du danger d'absorption des substances ingérées.

II. NAPHTALINE. — La *naphtaline* a l'inconvénient d'amener une irritation vive de la vessie et de l'urètre et de présenter des propriétés toxiques.

III. NAPHTOL. — Les naphtols sont des *antiseptiques puissants, peu solubles et peu toxiques.*

Considérés à ce double point de vue, les naphtols, plus antiseptiques que l'acide phénique, à dose égale, tiennent le premier rang.

Ces agents n'ont pas la toxicité qu'on leur avait attribuée à tort. Les chiffres suivants, comparés à ceux des autres antiseptiques, démontrent la supériorité du naphtol sur eux :

	Dose antiseptique.		Dose toxique.	Dose pathologique.
Iodoforme..	1,27	pour 1000	0,50	0,05
Iodol......	2,75	—	2,17	1,24
Naphtaline..	1,51	—	3,40	1
Naphtol....	0,40	—	3,80	1,10

Tandis que la dose antiseptique utile de naphtol β est de 0 gr. 40 pour 1000, la dose toxique, pour un homme de 65 kilogrammes, serait voisine de 250 grammes; 2 gr. 50 par jour suffisent dans ces conditions à réaliser l'antisepsie intestinale.

Cette conclusion est encore plus vraie pour le naphtol α, 2 fois plus antiseptique que le naphtol β, et 3 fois moins toxique. Il empêche, à la dose de 0,1 à 0,2 pour 1000, le développement de la plupart des microbes pathogènes: du bouillon, contenant cette dose de naphtol α, ensemencé avec des matières fécales, ne présente qu'un trouble léger. La dose toxique, pour un homme de 65 kilogrammes, serait d'environ 585 grammes.

Le naphtol α agit à la fois sur les microbes et sur les produits toxiques contenus dans l'intestin.

Ses avantages résultent directement de son pouvoir *antiseptique*, qui se manifeste par la diminution de la fétidité des matières, par la diminution des substances aromatiques éliminées par l'urine, par la diminution souvent énorme de la toxicité des matières fécales et une diminution parallèle de la toxicité urinaire ; de son *peu de solubilité*, qui permet une action prolongée, pour ainsi dire permanente : et enfin de son *peu de toxicité*, qui rend possible l'administration de doses relativement fortes pendant un temps assez long.

L'administration prolongée du naphtol, dans certaines maladies chroniques du tube digestif, n'est-elle pas susceptible d'entraîner certains inconvénients, au double point de vue de la nutrition, de l'utilisation des aliments, et de l'état de la muqueuse gastro-intestinale ?

Les expériences sur les animaux et les observations sur l'homme semblent devoir faire résoudre le problème par la négative.

Plus puissant que l'iodoforme et que la naphtaline, le naphtol α ne présente pas leurs inconvénients. (Troubles digestifs, troubles urinaires, etc.)

IV. Naphtol et salicylate de bismuth. — Il faut employer les *naphtol* β et α (Maximowitch) et le charbon, en y joignant le salicylate de bismuth.

Pour réaliser l'antisepsie intestinale, la dose quotidienne nécessaire est de 5 à 6 grammes de naphtol α, associé au salicylate de bismuth.

On peut aussi donner le naphtol β, sous forme de poudre :

Naphtol β finement pulvérisé...... 15 gr.
Salicylate de bismuth............ 7 — 50.

Mêlez et divisez en 30 cachets ; on en administre

de 3 à 12 par vingt-quatre heures. Avec 3 cachets par jour, on obtient déjà une antisepsie intestinale suffisante en général dans la pratique.

Le naphtol et le salicylate de bismuth jouissent d'une grande vogue, et on les mélange à d'autres substances, suivant la nuance thérapeutique que l'on désire obtenir.

Voici, à titre d'exemples, quelques autres formules :

N° 1. Salicylate de bismuth .... }
Magnésie anglaise............. } ââ 10 gr.
Bicarbonate de soude.......... }

Divisez en 30 cachets ; 1 avant chaque repas.

N° 2. Naphtol β .... }
Salicylate de bismuth.......... } ââ 10 gr.
Magnésie ou rhubarbe .... }

Pour 30 cachets : 2 à 4 par jour.

Si l'on veut surtout combattre la diarrhée, on peut remplacer la magnésie ou la rhubarbe par de la craie préparée ou du sous-nitrate de bismuth.

Le naphtol et le salicylate de bismuth ne sont pas sans inconvénients.

Le salicylate de bismuth n'est pas, à proprement parler, antiseptique par lui-même ; mais il faut l'associer au naphtol à titre d'auxiliaire qui indique le degré d'antisepsie intestinale obtenu. En effet, tant que l'antisepsie n'est pas complète, il se développe dans le canal intestinal de l'hydrogène sulfuré, qui réagit sur le salicylate de bismuth : les selles sont alors colorées en noir ; elles sont vertes au contraire, lorsque l'antisepsie intestinale est parfaite.

Comme résultats, on observe une grande diminution du nombre des microbes contenus dans les matières fécales, qui deviennent très peu toxiques et, par conséquent, contiennent très peu d'alcaloïdes.

Mais on ne saurait s'autoriser de cette innocuité du naphtol pour le prescrire, *sans aucune raison valable*, dans tous les cas où l'on constate des troubles digestifs, de quelque nature qu'ils soient.

Il doit être réservé *uniquement* aux cas où il est indiqué de rechercher l'antisepsie du tube digestif, c'est-à-dire aux cas dans lesquels on constate l'existence de fermentations anormales.

On l'emploie surtout dans la *dilatation de l'estomac avec fermentations anormales* et fétidité souvent considérable des selles, dans certains cas de *diarrhée saisonnière*, chez les *typhiques*, etc.

V. Hydronaphtol. — L'*hydronaphtol* (produit de réduction du naphtol β, aussi antiseptique et moins toxique) est presque la seule substance qui empêche toute vie microbienne dans les milieux de culture.

VI. Résorcine. — La *résorcine* a aussi ses partisans convaincus. On peut l'administrer de la manière suivante :

Résorcine	2	gr.
Teinture de gentiane..........	10	—
Eau	180	—

Une cuillerée à soupe toutes les deux ou quatre heures.

On peut donner de 2 à 3 grammes de résorcine par jour à l'intérieur, par doses de 50 centigrammes à 1 gr. 50.

On peut associer aussi la résorcine à l'acide chlorhydrique, à la rhubarbe, au bicarbonate de soude, etc.

Hayem.

I. Naphtol. — Le *naphtol* provoque une irritation assez vive de l'estomac; il doit donc être interdit aux hyperchlorhydriques.

II. Acide lactique. — Préférer l'*acide lactique*,

qui, loin d'entraver la digestion gastrique, comme la plupart des autres substances antiseptiques, a au contraire sur elle une action favorable ; son administration à haute dose (10 à 15 gr. par jour) ne donne lieu à aucun trouble de la digestion ; son action antifermentescible, très nette, est cependant moins marquée que celle de l'acide chlorhydrique. Il réussit bien contre les diarrhées de causes diverses, moins bien cependant dans la colite que dans les autres affections intestinales, sans doute parce qu'il ne parvient pas en quantité suffisante dans le gros intestin.

Donner l'acide lactique en limonade, sous la forme suivante :

Eau	800 gr.
Sirop de sucre...............	200 —
Acide lactique	10 à 15 —

On administre cette limonade par demi-verres, dans l'intervalle des repas.

III. LAVAGE DE L'ESTOMAC. — Le lavage de l'estomac est le meilleur moyen d'obtenir l'antisepsie de cet organe.

Brouardel.

Tous les antiseptiques capables de donner de l'acide salicylique en se dédoublant : le *salicylate de bismuth*, le *bétol*, l'*eucalyptol*, le *salol*, sont dangereux.

Dujardin-Beaumetz.

Antisepsie buccale. — Prescrire :

Eau..............................	1 litre
Acide borique	25 gr.
— phénique.................	1 —
Thymol........................	25 centigr.

Garder cette solution dans la bouche pendant une minute; cela suffit pour détruire tous les microorganismes de la bouche.

Antisepsie du tube digestif. — Prescrire :

Salicylate de bismuth	}
Magnésie calcinée	} àà 10 gr.
Bicarbonate de soude...........	}

En 30 cachets médicamenteux.

Associer le salol au salicylate de bismuth, de la façon suivante :

Salol	}
Salicylate de bismuth	} àà 10 gr.
Bicarbonate de soude...........	}

En 30 cachets; 1 cachet avant les deux principaux repas.

On peut, pendant quelques jours au moins, donner quotidiennement jusqu'à 6 grammes de salol.

Antisepsie des voies biliaires. — Donner le salicylate de soude comme cholagogue, de la manière suivante :

Salicylate de soude................	15 gr.
Eau	250 —

Prendre une cuillerée à dessert à la fin des repas.

Henri Huchard.

Antisepsie intestinale. — On abuse de l'antisepsie intestinale de deux manières différentes : par excès et par défaut. Par excès, lorsque l'antisepsie intestinale est inutile; par défaut, parce qu'on n'en fait pas assez lorsqu'elle est réellement indiquée.

1° Un exemple d'antisepsie intestinale inutile est

celle que l'on fait dans la *dyspepsie hyperchlorhydrique*. Pourquoi, dans ce cas, s'acharner à prescrire des antiseptiques intestinaux, puisque l'acide chlorhydrique, en excès dans cette maladie, est déjà par lui-même un excellent antiseptique? La preuve en est dans le caractère inodore des gaz expulsés de l'estomac et des matières vomies, ce qui n'existe pas dans les états hypochlorhydriques où l'on remarque, au contraire, la putridité du contenu stomacal et des matières fécales.

2° On ne fait pas assez d'antisepsie intestinale, quand celle-ci est réellement indiquée. C'est insuffisant de prescrire de 50 centigrammes à 1 gramme de naphtol par jour:

I. Benzonaphtol. — Préférer le benzonaphtol au salol et au bétol, ainsi qu'au salicylate de bismuth, parce qu'il réunit les deux principales conditions d'un bon antiseptique intestinal : insolubilité et innocuité presque absolues.

Introduit dans le tube digestif, le benzonaphtol se décompose en naphtol β, qui reste dans l'intestin et en acide benzoïque, dont une partie se transforme dans l'économie en acide hippurique; ces deux acides s'éliminent par l'urine, après s'être combinés aux bases alcalines. Le benzonaphtol a une grande supériorité sur les naphtols et même sur le bétol : il est sensiblement diurétique. De plus, comme ce dernier, il est sans saveur et doué d'une faible action toxique. Chez l'adulte, on peut atteindre la dose de 5 grammes par jour, et, chez l'enfant, celle de 2 grammes. Chez les enfants qui ne peuvent avaler de cachets, on peut donner 5 à 10 centigrammes de benzonaphtol toutes les deux heures dans un peu d'eau sucrée.

Il faut prescrire :

Benzonaphtol....................	20 gr.
Charbon pulvérisé................	5 —

Pour 30 cachets. — Prendre deux cachets, trois ou quatre fois par jour, avant et après chaque repas.

II. Eau oxygénée et eau chloroformée. — L'eau oxygénée et l'eau chloroformée saturée sont aussi de bons antiseptiques gastriques, mais ils ont moins d'activité.

III. Iodoforme. — L'iodoforme peut avoir quelques inconvénients par suite de la production de troubles gastriques. Mais il doit être prescrit de préférence dans certains ulcères de l'estomac d'origine infectieuse.

Gilbert.

Antisepsie intestinale. — Le *benzoate de naphtol* ou *benzo-naphtol* se montre tout aussi efficace que le bétol, et, de plus, la toxicité de l'urine des malades diminue dans une proportion considérable.

Le benzoate de naphtol β a sur le naphtol β l'avantage d'être dépourvu de toute saveur et action irritante : il ne subit dans l'estomac aucune modification ; il le traverse sans être altéré. Il présente, en outre, sur le bétol une supériorité très marquée, puisqu'il est diurétique et que l'un des produits de sa décomposition, l'acide hippurique (provenant de la transformation de l'acide benzoïque), est un élément normal de l'urine, et que son élimination ne fatigue pas les reins. Il n'y a donc à craindre avec lui ni l'action irritante du naphtol sur l'estomac, ni l'action nocive de l'acide salicylique sur les reins. C'est là un précieux avantage ; il n'a aucun effet nuisible appréciable sur la digestion. Il n'excite pas la sécrétion chlorhydrique comme le naphtol.

Le benzoate de naphtol β peut être employé dans tous les cas où le naphtol β est lui-même indiqué. Si l'on considère sa faible toxicité, on voit qu'on peut l'administrer sans crainte à des doses élevées, surtout si l'on juge utile de produire de la diurèse, en même temps que l'antisepsie intestinale.

Chez l'adulte, la quantité peut être portée à 5 grammes par jour et chez l'enfant à 2 grammes. Il est préférable d'administrer ce médicament à doses fractionnées, plutôt qu'à doses massives. Un poids de 0 gr. 50 (et même de 0 gr. 25) de benzonaphtol enfermé dans un cachet, ou donné en suspension dans un véhicule liquide (eau sucrée), constitue une dose convenable dans la plupart des cas.

L. Galliard.

Antisepsie des voies biliaires. — Il y a, suivant les périodes où l'on peut intervenir, deux antisepsies à faire :

1° L'*antisepsie prélithiasique*, pour empêcher la formation des concrétions biliaires ;

2° L'*antisepsie postlithiasique*, pour conjurer les complications de la maladie calculeuse.

Pour l'une et l'autre, viser d'abord l'intestin, ensuite l'appareil biliaire.

Pour l'une et l'autre, il y a un ensemble de procédés hygiéniques et diététiques, une médication, des médicaments.

I. Prophylaxie. — Pour prévenir le développement de l'angiocholite, la première indication thérapeutique est d'antiseptiser l'intestin. Afin de réaliser cette antisepsie, prescrire le régime végétarien mitigé ; puis recourir aux grands lavages de l'intestin, faits avec l'eau simple ou naphtolée, à l'aide d'un irrigateur ou d'un entéroclyseur :

Eau.	1 litre
Naphtol.	0 gr. 25

II. Traitement. — Les médicaments à préconiser se réduisent à trois : le *calomel*, le *salol*, le *salicylate de soude*.

1° *Calomel.* — Le calomel agit beaucoup sur l'intestin et peu sur les conduits excréteurs de la bile. C'est un médicament dont on ne doit pas répéter les doses.

Le calomel est le purgatif antiseptique par excellence. En prescrire 1 gramme en une seule dose.

2° *Salol.* — Le salol est à la fois antiseptique intestinal et antiseptique biliaire. On peut le donner *largâ manu* pendant plusieurs jours et, comme il n'est pas cholalogue, on peut le prescrire, même dans des cas d'obstruction complète des voies biliaires où l'hypersécrétion serait dangereuse. Il est donc indiqué dans un grand nombre de cas de cholélithiase, compliquée ou non de fièvre angiocholitique.

3° *Salicylate de soude.* — Le salicylate de soude n'est pas un antiseptique intestinal, mais seulement un antiseptique biliaire. Il a l'avantage d'être analgésiant et antispasmodique et, par conséquent, il est indiqué dans la colique hépatique. Il est cholalogue : on peut donc l'employer dans les cas d'obstruction incomplète des voies biliaires, où le torrent de bile semble capable d'entraîner des concrétions mobilisables. Son action antipyrétique résulte de ses vertus antiseptiques.

Salicylates insolubles. — Ils sont aussi très utiles et le meilleur est le salicylate de bismuth à la dose quotidienne de 2 à 10 grammes.

A. Chauffard.

Antisepsie des voies biliaires. — Le salicylate rend la bile plus abondante et plus fluide; il est analgésique et diminue les phénomènes douloureux et le spasme réflexe des conduits biliaires; ce médicament est particulièrement indiqué dans les angiocholites fébriles, alors que l'angiocholite ascendante est à redouter, car c'est un antiseptique qui s'élimine par les voies biliaires.

Le Gendre.

Antisepsie buccale. — Prescrire une poudre dentifrice antiseptique :

Acide borique	10 gr.
Chlorate de potasse	3 —
Poudre de gaïac	6 —
Carbonate de chaux	16 —
— de magnésie	16 —
Essence de menthe ou de géranium	IV gouttes.

Antisepsie intestinale. — Il y a des antiseptiques intestinaux qui, sans renfermer d'acide salicylique, ne produisent sur l'estomac aucune action malfaisante.

Le *benzo-naphtol* est du nombre. Il est dédoublé dans l'intestin en naphtol et en acide benzoïque, et ce dernier est éliminé en partie par les reins, à l'état d'acide hippurique. Prescrire le benzo-naphtol à la dose de 3 à 5 grammes par jour, par prises de 50 centigrammes, en cachets.

Ce médicament donne de très bons résultats dans les typhlites, les appendicites, les colites simples ou dysentériformes, en un mot dans tous les cas où il y a une lésion de l'intestin, accompagnée de fermentations anormales et de phénomènes consécutifs d'auto-intoxication.

Albert Mathieu.

Il y a une antisepsie gastrique et une antisepsie intestinale, l'estomac étant comme l'antichambre de l'intestin ; la distinction de ces deux antisepsies est, il est vrai, bien incertaine dans nombre de cas, et en général, l'intestin doit être visé beaucoup plus que l'estomac, parce que la stase gastrique permanente, en dehors de l'hyperchlorhydrie, n'est pas très fréquente, et qu'en fait d'auto-intoxication, même avec la complicité partielle de l'estomac, le mal vient beaucoup moins de celui-ci que de l'intestin.

Antisepsie gastrique. — Elle peut se faire par des *moyens mécaniques* et par des *moyens chimiques*.

I. MOYENS MÉCANIQUES. — Les moyens mécaniques sont : le *vomissement* et le *lavage de l'estomac*.

1° *Vomissement.* — L'administration d'un vomitif est un moyen classique de traitement et de guérison de l'embarras gastrique ; l'effet est plus complet encore lorsque, à l'aide d'un émélo-cathartique, on provoque à la fois le vomissement et la purgation. Ainsi se trouve réalisée une véritable antisepsie mécanique, un véritable nettoyage du tube digestif. Or l'embarras gastro-intestinal parait être assez souvent, sinon toujours, le résultat d'une auto-intoxication d'origine gastro-intestinale.

2° *Lavage.* — Le lavage est certainement un moyen puissant d'obtenir l'antisepsie gastrique, peut-être même le meilleur moyen de la réaliser.

II. MOYENS CHIMIQUES. — L'antisepsie par moyens chimiques peut être obtenue par bien des médicaments différents.

L'idée de donner l'acide chlorhydrique dans les cas où l'estomac n'en produit pas naturellement et où il s'y fait, en vertu de la stase, des fermentations excessives et anormales, était très naturelle. On voulait ainsi remplacer dans la peptonisation l'acide chlorhydrique absent et du même coup obtenir un certain degré d'antisepsie gastro-intestinale.

L'absence ou la diminution de l'acide chlorhydrique peuvent produire, en effet, une exagération des putréfactions intestinales.

Prescrire l'acide chlorydrique par gouttes, X à XXX gouttes, après chaque repas, en plusieurs fois, en solution dans de l'eau.

Ordonner de l'eau boriquée saturée, c'est-à-dire à 3,3 pour 100, à 1 pour 30; on peut très bien en donner 300 grammes par jour en deux fois, ce qui correspond à 10 grammes d'acide borique. Cette dose est parfaitement supportée; on peut la donner sans inconvénient appréciable pendant des périodes successives de plus de dix jours. L'acide borique parait utile dans des cas de stase avec fermentations acides.

Antisepsie intestinale. — On peut distinguer une *antisepsie mécanique* et une *antisepsie chimique.*

Il y a deux modes de l'antisepsie mécanique : la *purgation* et le *lavage du gros intestin.*

1° *Purgation.* — Il y a longtemps que les médecins font, à l'aide des purgatifs, de l'antisepsie intestinale sans le savoir. Ne sont-ils pas le remède à juste titre consacré de l'embarras gastro-intestinal, des diarrhées aiguës, surtout d'origine alimentaire? On s'accorde à employer, surtout dans ces conditions, les sels purgatifs, soit en nature, soit sous forme d'eaux minérales.

Chez les enfants, on donne depuis longtemps le calomel de préférence; il est chez eux d'une administration facile.

Mais, le calomel n'a, à titre antiseptique, aucune supériorité sur les purgatifs alcalins.

2° *Lavage du gros intestin.* — Le lavage du gros intestin peut donner une antisepsie recto-colique par évacuation et par action médicamenteuse.

Antisepsie alimentaire. — Les aliments pouvant introduire dans le tube digestif des agents figurés de fermentation et des produits toxiques déjà élaborés au dehors, il convient de diminuer dans la mesure du possible cette cause pathogène.

Dans les viandes putréfiées, il y a des alcaloïdes

d'origine animale qui agissent rapidement et produisent des accidents comparables à ceux que provoquent certains alcaloïdes d'origine végétale. Ces toxines donnent lieu à des phénomènes rapides d'intoxication sans période d'incubation. Les agents figurés, qui ont besoin d'un certain temps pour se développer, pulluler dans l'intestin et y fabriquer des poisons, ne révèlent pas immédiatement leur présence. Toutefois, toxines déjà fabriquées et agents figurés de fermentation peuvent coexister.

Toutes les viandes faisandées, avancées, les fromages forts seront donc éliminés de l'alimentation, toutes les fois qu'il y aura lieu de diminuer le taux des auto-intoxications intestinales.

Comme les aliments fournissent un milieu d'autant plus propice aux fermentations secondaires et à la putréfaction que leur masse est plus considérable, qu'elle a été moins complètement imprégnée par le suc gastrique, que leur digestion est plus lente, leur séjour dans l'intestin plus prolongé, il convient que ces aliments soient réduits au minimum, et aussi finement divisés que possible. De là les bons effets de l'alimentation richement azotée, facilement divisée par la mastication, comme les œufs, ou hachée préalablement, comme la viande crue.

Les légumes en nature, surtout les légumes verts, augmentent la masse intestinale, la divisent fortement et rendent plus faciles les fermentations nuisibles. Les aliments azotés à l'excès fournissent un abondant milieu de culture aux microbes de la putréfaction.

Le lait est un bon aliment toutes les fois qu'il s'agit de diminuer les fermentations intestinales. Il n'introduit guère de toxines, il est d'une facile digestion. De là ses bons effets contre la diarrhée, et, en particulier, contre les diarrhées chroniques.

Cependant, il peut servir de véhicule à des germes

divers, au bacille lactique, au coli-bacille, lorsqu'il a séjourné dans des salles de malades où se trouvent des enfants atteints de diarrhée. Aussi a-t-on stérilisé le lait.

Si donc, dans le même régime, on diminue beaucoup les aliments azotés, si on donne le lait à la fois comme aliment et comme boisson, des purées de légumes et surtout de légumes secs, on se sera mis dans des circonstances telles qu'avec un régime mixte répondant à toutes les exigences de la nutrition et des dépenses organiques, on aura réduit au minimum les sources de l'auto-intoxication d'origine alimentaire.

APPENDICITE.

Talamon.

Deux catégories de cas :

Aux uns (colique appendiculaire, appendicite pariétale simple et appendicite avec poussées aiguës de péritonite fibrineuse partielle) appliquer le traitement médical.

Aux autres cas, c'est-à-dire à ceux dans lesquels il y a perforation, est réservée l'intervention chirurgicale.

A quel moment faut-il opérer? Les uns disent le plus tôt possible ; d'autres disent le plus tard qu'on pourra.

Théoriquement l'intervention chirurgicale est indiquée, dès que le diagnostic d'appendicite perforante est porté, mais pratiquement cette intervention doit être immédiate dans les formes à péritonite d'emblée générale. Elle doit être retardée jusqu'au huitième ou douzième jour dans les formes à péritonite partielle. Dans les autres formes d'appendicite pariétale ou compliquée de péritonite par propagation, le traitement médical doit être seul employé.

Quant à l'opération en elle-même, il faudra s'en

rapporter à l'initiative et à l'intuition du chirurgien qui devra subordonner son intervention aux circonstances et au cas en présence duquel il se trouve (1).

Le Gendre.

Prescrire le benzonaphtol. Chez l'adulte, donner toujours 3 grammes et parfois 5 grammes de benzonaphtol pour obtenir une antisepsie équivalente à celle que donnent 2 gr. 50 de naphtol α et β.

Se mettre en garde contre une fraude pharmaceutique qui consiste à délivrer un mélange d'acide benzoïque et de naphtol β, mélange qui présente une saveur cuisante.

ASCARIDES LOMBRICOÏDES.

Cadet de Gassicourt.

Prescrire :

Calomel..........................	āā 0 gr. 50
Poudre de rhubarbe..........	
— de scammonée............	
Sucre...........................	2 —

Pour 10 cachets; en faire prendre 30 à 60 centigrammes aux enfants, et 2 à 4 grammes aux adultes.

ATONIE DIGESTIVE.

Bouchard.

Atonie intestinale. — Combattre : 1° les causes; 2° l'atonie elle-même; 3° les complications.

(1) Voyez Paul Lefert, *La pratique journalière de la chirurgie dans les hôpitaux de Paris*. Paris, 1894, p. 47. — Voyez aussi plus loin l'article *Pérityphlite*.

I. Traitement des causes. — Parmi les causes, il en est contre lesquelles on est à peu près désarmé, la prédisposition nerveuse héréditaire, les maladies organiques des centres nerveux, les altérations graves de l'intestin et du foie, la neurasthénie même. Mais on peut obtenir la régularisation naturelle des garde-robes, traiter certaines lésions locales comme la rétro-déviation utérine, les hémorroïdes, quelquefois les brides péritonéales.

II. Traitement de l'atonie. — Il comprend les agents qui facilitent l'exonération, en diminuant la consistance des matières, c'est-à-dire en amoindrissant les résistances intra-intestinales et ceux qui augmentent la puissance motrice de l'intestin. Ce sont :

1° Le *régime alimentaire* à base de végétaux herbacés, en général, dans l'atonie simple. Quand il existe de la dilatation de l'estomac, appliquer avec rigueur la diététique instituée contre cet état;

2° Les *purgatifs* : graines inertes (moutarde blanche, graines de lin, semences du *Psyllium plantago*), belladone associée à d'autres substances purgatives pour en favoriser l'action ou en corriger la trop grande énergie; tabac (le cigare quotidien du matin), séné, podophyllin, nerprun, cascara sagrada, evonymine, rhubarbe, manne, casse, tamarin, fleurs de pêcher, huile de ricin, huile de soja, glycérine, soufre, calomel, crème de tartre, magnésie, sels neutres et eaux minérales purgatives;

3° Les *lavements*. Ne pas en faire abus; ils doivent être froids ou assez chauds pour exciter la contractilité intestinale;

4° Les *médicaments excito-moteurs de l'intestin* : la noix vomique à dose assez élevée, de 5 à 10 grammes (LVII gouttes par gramme) en deux fois, matin et soir; la quassine; l'ipéca à petites doses quotidiennes; la strychnine : voici une formule commode :

Sulfate de strychnine .... 6 centigr.
Eau distillée .... 150 gr.

deux à trois cuillerées à café par jour (chaque cuillerée à café représente 2 milligr.);

5° *L'hydrothérapie*;

6° Les *exercices gymnastiques* et le *massage*;

7° *L'électricité.*

III. Traitement des complications. — Il variera suivant le cas.

Germain Sée.

Atonie gastro-intestinale. — Prescrire :

Magnésie calcinée	àà 15 gr.
Craie lavée	
Colombo pulvérisé	1 —
Vanille pulvérisée	0 — 50

Mêlez. — Une demi-cuillerée à café, avant chaque repas, aux personnes atteintes d'atonie gastro-intestinale, avec tympanisme. — Dans certains cas, on prescrit, en outre, V à X gouttes de teinture de noix vomique dans une cuillerée de café noir, à la fin du repas. — Purgatifs salins, de temps en temps.

Mathieu.

Atonie digestive. — Prescrire :

Teinture d'ipéca	àà 10 gr.
— de colombo	
— de gentiane	

XX à XXX gouttes après le repas, en deux ou trois fois, à une demi-heure ou une heure d'intervalle, dans un peu d'eau.

E. Barié.

Atonie stomacale avec constipation. — Prescrire :

Teinture de noix vomique....	àà	2 gr.
— de gentiane........		
— d'écorces d'oranges.......		10 —
Extrait fluide de cascara sagrada....		15 —
Sirop d'écorces d'oranges..........		60 —

Une cuillerée à café avant chaque repas.

BOUCHE (SOINS DE LA).

Dujardin-Beaumetz.

Une bouche mal entretenue pouvant donner lieu a bien des maladies, prescrire l'*eau dentifrice* suivante

Acide phénique..................	1 gr.
— borique..................	25 —
Thymol.....................	50 centigr.
Essence de menthe...............	XX gouttes.
Teinture d'anis.................	10 gr.
Eau.........................	1 lit.

Se rincer la bouche et se frotter les dents avec de l'eau, dans laquelle on mettra moitié de cette solution, deux fois par jour, surtout après les repas.

CANCER DE L'ESTOMAC.

Jaccoud.

Cancer de l'estomac compliqué d'oblitération du cardia et du pylore. — Quand les aliments ne peuvent parvenir dans le duodénum, et qu'il y a menace d'inanition, administrer un lavement composé de :

Bouillon	250 gr.
Vin..	120 —
Jaunes d'œuf	N° 2
Peptone sèche.........	4 à 15 et 20 gr.

Peter.

I. TRAITEMENT MÉDICAL.—Tout traitement n'est que palliatif. Il n'a pas d'autre but que d'exciter un peu l'appétit et de calmer la douleur.

Pour exciter l'appétit et combattre la constipation habituelle, donner avant les repas X à XX gouttes de la teinture suivante :

Teinture de noix vomique	4 gr.
— de badiane..........	ãã 8 gr.
— de rhubarbe.........	ãã 8 gr.

Pour calmer la douleur, ajouter :

Teinture d'opium	1 gr.

On peut stimuler l'appétit par des amers : le meilleur est la liqueur de Baumé, qui agit à la fois et comme amer et comme strychnée, en faisant contracter le muscle. Donner de I à III gouttes, avant chaque repas.

La lenteur des digestions et la gastralgie sont en rapport avec l'hypochlorhydrie et l'hyperchlorhydrie.

Il y a des cancéreux hypochlorhydriques et achlorhydriques ; leur prescrire avant chaque repas une à trois cuillerées à café de la potion suivante :

Sirop de limons...................	60 gr.
Acide chlorhydrique................	X gouttes.

Il y a aussi des cancéreux hypopeptiques et hyperchlorhydriques; leur prescrire le bicarbonate de soude.

II. Traitement chirurgical. — Contre la douleur, et pour modérer l'évolution de la maladie, pratiquer la révulsion sous la forme d'un cautère, par la répétition hebdomadaire de pointes de feu ou l'application d'un vésicatoire mesurant 5 centimètres de côté.

III. Régime. — Conseiller le lait, et, si ce liquide est mal toléré, le kéfir.

Plus tard, en dernière ressource, recourir aux lavements alimentaires à la peptone.

Debove.

Vomissements dans le cancer. — Une des indications les plus urgentes, dans bien des cas, est de combattre les vomissements. Comme il s'agit le plus souvent du rejet de matières, qui, par leur séjour prolongé dans la cavité gastrique, ont déterminé, à la longue, une irritation de l'estomac, suivie d'intolérance plus ou moins accusée, le lavage, le nettoiement régulier des premières voies les feront disparaître. En même temps, l'eau employée pour le lavage, qu'on y ait ajouté du chloroforme ou du sulfure de carbone, servira à désinfecter et à panser la muqueuse de l'estomac.

Le salicylate de bismuth, le salol, la magnésie peuvent être administrés, de préférence sous forme de cachets, et contribueront, en diminuant les fermentations, à diminuer les souffrances du malade. Ce sont ces douleurs surtout qu'il faut chercher à amender, et plus qu'à toute autre médication, c'est à la morphine qu'il conviendra d'avoir recours.

On n'a d'ailleurs pas à craindre la morphinomanie chez les cancéreux, et l'action sédative de cet alcaloïde leur est particulièrement précieuse.

Dujardin-Beaumetz.

Le traitement comporte : 1° un *traitement général* qui s'adresse au cancer, lorsqu'il ne porte pas sur les orifices ; 2° un *traitement spécial* ; 3° un *régime* approprié.

I. TRAITEMENT GÉNÉRAL. — Faire de l'*antisepsie stomacale*.

L'*antisepsie stomacale* aura pour base le salicylate de bismuth, le naphtol ou le salol, sous forme de cachets à prendre avant chaque repas.

N° 1.	Salicylate de soude	ãã 10 gr.
	Magnésie anglaise........	
	Bicarbonate de soude.....	

en 30 cachets médicamenteux.

N° 2.	Salicylate de bismuth	ãã 10 gr.
	Naphtol β	
	Charbon	

en 30 cachets médicamenteux.

N° 3.	Salicylate de bismuth	ãã 10 gr.
	Salol	
	Bicarbonate de soude	

en 30 cachets médicamenteux.

II. TRAITEMENT SPÉCIAL. — L'indication à remplir est de calmer les douleurs souvent fort vives. Pour cela, employer les préparations opiacées, soit les gouttes noires anglaises, soit l'élixir parégorique, soit les pilules d'opium, en particulier les injections de morphine, que l'on associe à l'atropine, en injectant une seringue entière de la solution suivante :

Chlorhydrate de morphine	10 centigr.
Sulfate neutre d'atropine	10 milligr.
Eau stérilisée	20 gr.

Si les injections de morphine ont l'inconvénient de produire la morphinomanie, ce danger n'est pas à redouter chez les carcinomateux; dans les affections incurables et douloureuses, la morphine rend des services incomparables.

III. Régime. — Instituer un *régime* absolument végétarien. Il est de règle en thérapeutique qu'on laisse reposer l'organe malade; l'estomac est un organe qui ne peut se reposer; mais on peut réduire à son minimum le travail digestif, et cela d'autant plus que, dans la majorité des cas, il y a diminution dans l'activité digestive du suc gastrique; pour arriver à ce but, utiliser le régime végétarien (1).

Cancer du cardia. — I. Traitement médical. — Alimenter le malade avec des aliments liquides ou semi-liquides, avec la poudre de viande.

II. Traitement chirurgical. — Outre le cathétérisme, soit permanent, soit passager, par de véritables tubages de l'œsophage, outre l'électrolyse, on a proposé de faire la *gastrostomie*, c'est-à-dire d'alimenter le malade directement par l'estomac.

Cancer du pylore. — I. Traitement médical. — Lorsque le cancer du pylore s'accompagne de dilatation, pratiquer le lavage de l'estomac avec l'eau naphtolée à 1 pour 1000 de naphtol, ou encore avec les mélanges de salicylate de bismuth et de salol, non pas que ce lavage guérisse le cancer, mais il permet de faire un pansement de la muqueuse, de la débarrasser des produits ichoreux sécrétés par le cancer, et de calmer même les douleurs stomacales provoquées par l'ulcération.

II. Traitement chirurgical. — La question chi-

(1) Voy. Bonnejoy et Dujardin-Beaumetz, *Le régime végétarien*. Paris, 1891.

rurgicale se pose pour le cancer du pylore, comme pour le cancer du cardia.

Pour le cancer du pylore, on a proposé l'ablation du pylore, la *gastrectomie*, qui, pratiquée, pour la première fois, par Péan, a été tentée par quelques chirurgiens, mais a été abandonnée à cause des désordres graves qu'entraîne une pareille opération. Billroth a proposé d'établir une communication entre l'estomac et un point de l'intestin rapproché du duodénum. Il perfectionnait ainsi l'opération proposée et exécutée, pour la première fois, par Surmay (de Ham), qui a rétabli, dans ces cas, une bouche au duodénum.

Tous ces procédés chirurgicaux n'ont donné que des résultats médiocres, car on ne peut proposer de pareilles opérations qu'à une période avancée de la maladie. Le malade est alors dans l'impossibilité de résister au traumatisme, et, lorsqu'il y résiste, il n'obtient qu'une survie de quelques mois ou de quelques semaines, parce que le cancer de l'estomac est rarement isolé, et que, dans un grand nombre de cas, on trouve dans d'autres viscères des cancers, dont la marche progressive entraîne la mort.

Brissaud.

On sait depuis longtemps que les solutions de chlorate de potasse agissent d'une façon très efficace sur les épithéliomas de la bouche et sur certains cancroïdes de la face. Les succès obtenus dans ces cas par l'emploi de ce sel m'ont engagé à essayer d'appliquer au cancer de l'estomac un traitement analogue. Mais, comme le chlorate de potasse est peu soluble et qu'il est en même temps très toxique, se servir plutôt du chlorate de soude, qui est beaucoup moins toxique que le chlorate de potasse, puisqu'on a pu, sans accident, en injecter aux animaux des doses relativement considérables, et qui, en outre, est beaucoup plus soluble que le chlorate de potasse, puisqu'il se dissout dans trois fois son poids d'eau, tandis que celui-ci ne se dissout que dans vingt fois son poids d'eau.

L'emploi du chlorate de soude a donné, dans plusieurs cas indiscutables de cancer de l'estomac, des soulagements, équivalant d'une façon frappante à des guérisons.

On pourrait objecter qu'il y a eu erreur de diagnostic, qu'on a pris pour des cancers, de la gastrite chronique, dont les symptômes sont tout à fait semblables ou de la gastrite plastique, où l'épaississement de la paroi stomacale peut faire penser à une tumeur.

Cependant, dans la plupart des cas traités et guéris, il existait une tumeur gastrique évidente (dont quelques-unes très nettes en œuf de poule), signe irréfutable du cancer.

Les résultats observés après administration du chlorate de soude aux doses de 12, 14 et 16 grammes par jour, sont :

1° Cessation des melæna, des hématémèses;

2° Disparition de la cachexie;

3° Disparition de la tumeur dans les six semaines.

Ce traitement est surtout applicable aux épithéliomas, sans propagation ni au foie ni ailleurs, sans complication par thrombose ou phlébite.

D'élimination facile, le chlorate de soude est bien moins toxique que le chlorate de potasse. Il faut 1 gramme de chlorate de soude pour tuer 1 kilogramme d'animal.

La dose est d'abord 8 à 10 grammes par jour; si les vomissements, les hématémèses persistent, les doses doivent être augmentées jusqu'à cessation des vomissements, à moins que l'albuminurie, même légère, ne se présente. On le donne dans 100 grammes d'eau, par cuillerées à café dans les vingt-quatre heures.

Pour éviter le danger d'accidents bulbaires, il ne faut pas dépasser la dose de 16 grammes.

Michaux.

Cancer du pylore. — Pratiquer la gastro-entérostomie par le procédé de von Hacker, c'est-à-dire anastomoser la face postérieure de l'estomac à la face antérieure de la première anse du jéjunum faisant suite au duodénum.

Les vomissements cessent aussitôt après l'opération, les douleurs disparaissent; le malade reprend des forces et engraisse.

CANCER DU RECTUM.

Dujardin-Beaumetz.

Les cancers du rectum se rapprochent souvent, par leur évolution très lente, de certaines néoplasies utérines.

Le cancer du rectum entraîne deux ordres d'accidents. Les uns sont dus à l'arrêt des matières, lors de l'obstruction intestinale sans étranglement, et comprennent les symptômes désignés par M. Bouchard sous le nom de *stercorémie*. Les autres sont des symptômes de putridité, dus à l'absorption d'ichor purulent.

Les moyens à mettre en œuvre sont au nombre de trois; ce sont : 1° un *traitement local*; 2° un *traitement général* (*médicaments antiseptiques et purgatifs* introduits par la bouche); 3° un *régime alimentaire végétarien.*

I. Traitement local. — Employer les irrigations rectales, se servir de l'entéroclyseur de Cantani et utiliser un tube Debove n° 2, muni de son entonnoir; opérer avec ce siphon, comme pour l'estomac.

On peut utiliser aussi les bocks à injection vaginale, en se servant alors d'une canule rectale recourbée, et munie d'une seule ouverture à son extrémité.

Le sujet est couché bien horizontalement. Après avoir graissé la canule, on introduit aussi haut que possible les portions rigides du tube dans le rectum ; puis on remplit l'entonnoir de 1 litre à 2 litres avec la solution à injecter, on l'élève et on fait pénétrer lentement le contenu de l'entonnoir dans l'intestin.

Point n'est besoin que le malade garde le lavement, il peut le rendre presque immédiatement.

Utiliser la solution de naphtol ; se servir du naphtol α, le plus soluble et le moins toxique, et voici comment il faut formuler ces solutions :

Naphtol α .... 5 gr.

en 20 doses ; 1 dose pour 1 litre d'eau.

II. Traitement général. — Comme médicaments à introduire par la bouche, faire usage d'antiseptiques et de purgatifs.

Comme antiseptiques, recommander tout particulièrement le salol ; le salol est, jusqu'à nouvel ordre, le meilleur des antiseptiques intestinaux ; se servir de la formule suivante :

Salol	} ââ 10 gr.
Benzonaphtol	
Bicarbonate de soude	

pour 30 cachets ; donner 1 cachet à chaque repas.

Mais on peut varier ces mélanges à l'infini, augmenter beaucoup la quantité de salol et la porter à 3 ou 4 grammes par jour.

Le salicylate de bismuth, bien que supérieur au naphtol, n'est pas indiqué ici parce qu'il favorise la constipation.

D'autre part, maintenir, la liberté du ventre, et c'est là le point difficile, car, malgré tous les soins que l'on apporte à ce traitement, il existe toujours de l'encombrement intestinal, et tous les quatre ou cinq jours, les malades ressentent des coliques et ont une débâcle. Se servir des eaux purgatives ou des poudres laxatives, ou bien encore du cascara ou de la cascarine, en s'efforçant d'approprier le laxatif à la tolérance du tube digestif du malade. Mais il est nécessaire de déterminer une garde-robe au moins chaque jour.

III. Régime végétarien. — Comme complément à ce traitement, ordonner un régime végétarien.

Nourrir le malade exclusivement avec du lait, des œufs, des féculents, des légumes verts et des fruits. C'est le régime qui réduit à son minimum les toxines alimentaires.

Pas ou peu de viande, à moins qu'elle ne soit gélatineuse ou qu'une cuisson prolongée n'ait détruit les microbes propres à favoriser la putridité intestinale.

Telles sont les grandes lignes du traitement à mettre en œuvre dans les cas de cancer du rectum, toutes les fois que le cancer ne déterminera pas un rétrécissement intestinal très considérable et permettra d'une manière suffisante le passage des matières fécales; on peut obtenir des résultats très satisfaisants par l'ensemble de ces moyens. On arrive à maintenir un état général de santé suffisant pour permettre au malade de vivre d'une façon relativement satisfaisante, d'aller dans le monde, sans qu'on soupçonne son infirmité, et même d'engraisser, ce qui est assez étrange.

Les chirurgiens n'ont pas obtenu de meilleurs résultats; ils ne font pas durer plus longtemps les personnes qu'ils opèrent et celles qui n'ont plus d'anus sont souverainement à plaindre et à peu près incapables de se mêler à leur semblables. Donc, il n'y a pas à hésiter, puisque, sauf le cas d'obstruction intestinale, on peut avoir une prolongation de la vie (1).

CHIMISME STOMACAL.

Hayem.

Trois catégories de cas ; hyperpepsie, hypopepsie, dyspepsie simple.

Hyperpepsie. — Elle est liée à une irritation fonctionnelle de l'estomac avec exagération de l'acidité totale et quelquefois de chacun de ses composants. La sécrétion gastrique est trop riche, mais la digestion n'est pas trop rapide, parce qu'il se forme des combinaisons organiques de valeur inférieure. Les variations dans l'acidité totale peuvent tenir à l'exagération de tel ou tel facteur, de là une série de types variables. De plus, on peut se rendre compte des fermentations qui accompagnent certains cas d'hyperpepsie et se traduisent par la production d'acides gras. Dans cette première modification du chimisme stomacal, il y a toujours exagération des composés organiques du chlore, mais tantôt on note, en outre, l'augmentation du chlore libre (hyperpepsie générale), tantôt le chlore libre est en quantité égale ou inférieure à la normale (hyperpepsie chloro-organique).

Hypopepsie. — Elle se rencontre beaucoup plus souvent que l'hyperpepsie. Elle se caractérise par une diminution des opérations chimiques stomacales, diminution pouvant aller jusqu'à l'arrêt complet : apepsie. On voit diminuer surtout l'acidité totale et l'acide

1. Voy. Paul Lefert, *La pratique de la chirurgie*, 1894, p. 67 (articles de MM. Verneuil, Reclus, Peyrot, Pozzi et Routier).

chlorhydrique libre. Fréquemment, il y a des fermentations acides. Cette fermentation acide peut même être assez active pour donner le change et faire croire à l'hyperacidité, si l'on ne tient pas compte de l'acidité totale du suc gastrique (pseudo-hyperacidité). L'apepsie complète se rencontre quelquefois chez des sujets qui ne souffrent guère, qui mènent une vie assez active, et dont l'état général n'est nullement en rapport avec l'annihilation des opérations stomacales. Dans l'hyperpepsie, on peut avoir exagération du chlore libre avec diminution de ses composés organiques (hypopepsie avec hyperchlorhydrie) ou diminution du chlore sous ces deux formes (hypopepsie générale).

Dyspepsie simple. — Le chimisme stomacal est peu modifié, et cet état se rattache aux troubles mécaniques et nerveux.

Les variations des chlorures fixes et des composés chloro-organiques permettent aussi d'apprécier l'activité du travail digestif et d'étudier les cas où il est accéléré ou ralenti. En effet, les composés organiques du chlore, qui indiquent le travail préparatoire de la digestion, se forment aux dépens des chlorures fixes pendant la première heure qui suit le repas. Pendant cette phase, par conséquent, les combinaisons organiques du chlore augmentent, les chlorures fixes diminuent. Puis, durant la troisième demi-heure, les composés organiques passent à l'état de peptones, abandonnant leur chlore qui reparaît sous forme de chlorure fixe.

En dehors d'un obstacle mécanique au passage du contenu stomacal dans l'intestin, l'évacuation de l'estomac est subordonnée à l'activité du processus digestif, que celui-ci soit intense ou affaibli. Si le travail stomacal est troublé, l'évacuation est retardée et réciproquement. Cette évolution du processus digestif est elle-même subordonnée à la quantité et à la qualité des sécrétions gastriques, et par suite les troubles moteurs de l'estomac semblent régis par les altérations sécrétoires et fermentatives.

C'est donc à tort que l'on tend à considérer l'atonie gastrique, aboutissant ultérieurement à la dilatation, comme primitive; elle est le plus souvent secondaire aux troubles sécrétoires.

Gilbert.

Le bicarbonate de soude peut être nuisible ou utile dans l'hyperpepsie :

1° Il est nuisible, quand il est administré avant les repas, puisqu'il exagère le trouble fonctionnel que l'on se propose de combattre :

2° Il est utile, quand il est ingéré pendant ou après les repas et la quantité prescrite doit être proportionnelle au degré de l'état pathologique.

Dans l'hypopepsie, l'action du bicarbonate de soude n'a pas été étudiée, mais elle peut être déduite avec vraisemblance des données que nous possédons actuellement, et l'on est fondé à croire que, dans cette modalité dyspeptique, le bicarbonate de soude pris avant les repas, à petites doses, exercerait une excitation utile, alors qu'ingéré dans le cours de la digestion, il aurait une action nuisible.

En résumé, le bicarbonate de soude peut être prescrit aussi bien dans l'hypopepsie que dans l'hyperpepsie, à la condition que la dose et le mode d'administration de ce médicament soient en rapport avec l'état gastrique.

CIRRHOSE.

Potain.

Employer la médication mercurielle, associée à

quelques douches, pour enrayer le travail phlegmasique.

Cirrhose palustre. — Le traitement doit avoir un double objectif : la crise et la maladie.

I. PENDANT LA CRISE. — Le moyen le plus efficace consiste dans l'application de ventouses scarifiées sur la région du foie. Lorsque les malades sont affaiblis, on a plus volontiers recours au vésicatoire; mais, si les phénomènes sont aigus, il faut avoir recours aux émissions sanguines locales. Lorsqu'on a employé les ventouses scarifiées et que l'on veut maintenir la dérivation, on peut appliquer un vésicatoire. Mais alors il faut éviter l'action de la cantharidine qui pénètre dans le sang et qui s'éliminerait par le rein, en causant l'ictère grave.

Il faut se souvenir que les purgatifs tendent à augmenter la fluxion du foie. Les drastiques surtout produisent la congestion. Employer alors les purgatifs salins à petites doses, avec un peu de calomel ou une pilule bleue. L'alimentation doit être modérée jusqu'à la fin de la crise.

II. CONTRE LA MALADIE. — L'hydrothérapie bien faite, en évitant les accidents fluxionnaires, donne les meilleurs résultats.

On dit aussi que l'iodure de potassium paraît utile. Mais il faut avoir grand soin de ne pas l'administrer à doses élevées, dans la crainte d'accuser la congestion.

Ces malades sont encore des cachectiques ; les toniques, pris avec ménagement, leur seront donc utiles.

Jaccoud.

Le lait est utile, inutile ou nuisible.

Le lait est *utile*, quand la compression de la veine-porte est au minimum, qu'il existe peu ou point d'épanchement ascitique. Tant que le foie n'aura pas diminué de volume, le lait rendra des services.

Cirrhose de cause alcoolique. — Le lait réussit surtout ici, parce que le système-porte reste longtemps perméable.

Cirrhose hypertrophique. — Le lait maintient une diurèse normale et, malgré l'insuffisance fonctionnelle du foie, on peut arriver à une survie de plusieurs années, grâce au régime lacté. Mais pour que le lait agisse, il faut que la partie liquide qui s'écoule dans l'intestin, après la coagulation du caséum dans l'estomac, passe en quantité notable dans le système veineux pour aller, de là, au cœur, puis aux reins. C'est la composition de cette partie liquide qui favorise l'action sécrétante du rein. Toutefois, pour que cette action se manifeste, il faut que la quantité de lait ingéré soit considérable (3 à 4 litres par jour).

Dans la cirrhose hypertrophique, on remarque un ictère permanent, qui indique qu'il y a obstruction des canaux biliaires, mais le système-porte reste libre et il y a absence d'ascite. C'est cette liberté du système veineux abdominal qui permet le transport du sérum lacté vers l'émonctoire rénal.

Le lait est *inutile*, quand le foie est atrophié, que le système veineux-porte se trouve oblitéré. Le passage dans les voies veineuses est intercepté. Cependant le liquide peut encore se frayer passage par les voies lymphatiques, si l'ascite n'en est point arrivée à un trop haut degré et si elle met une certaine lenteur à se reproduire après la ponction. Néanmoins, en pareille circonstance, la diurèse n'est pas augmentée ou à peine l'est-elle de quelques grammes.

Le lait est *nuisible*, au point d'ajouter encore au sentiment de plénitude dont se plaignent les malades, quand l'ascite est considérable, que la compression intestinale est telle que les lymphatiques eux-mêmes ne sont plus perméables et que le liquide épanché se reforme rapidement après la paracentèse.

C'est donc à l'état de la veine-porte que se trouve lié le succès ou l'insuccès du lait. Pour faire un essai loyal du lait comme régime, il faut le continuer pendant trois ou quatre semaines. Si au bout de ce temps, on n'a pas obtenu de diurèse, on ne doit point conserver plus longtemps l'espoir de réussite.

Dujardin-Beaumetz.

Prescrire l'hippurate de chaux en sirop :

Acide hippurique.......	25 gr.
Lait de chaux..........	Q. S. p. neutraliser.
Sirop de sucre........	500 gr.
Alcoolat de citron.......	Q. S.

De 4 à 6 cuillerées à soupe par jour.

Lancereaux.

Cirrhose alcoolique graisseuse. — I. TRAITEMENT INTERNE. — Administrer l'iodure de potassium, à la dose de 2 à 4 grammes par jour.

II. TRAITEMENT EXTERNE. — Appliquer l'hydrothérapie sous la forme de douches froides.

III. RÉGIME. — Prescrire le régime lacté.

Troisier.

I. TRAITEMENT. — Iodure de potassium, à la dose de 50 centigrammes à 2 grammes par jour.

II. RÉGIME. — Régime lacté exclusif.

Hanot et Gilbert.

Cirrhose alcoolique hypertrophique. — I. TRAI-

TEMENT MÉDICAL. — Prescrire l'iodure de potassium et les mercuriaux, le calomel en particulier, les diurétiques, les purgatifs.

On arrive à atténuer les principaux symptômes ; on obtient une amélioration de plus ou moins longue durée et parfois la guérison.

II. TRAITEMENT CHIRURGICAL. — Au besoin, pratiquer la ponction contre l'ascite.

III. RÉGIME. — Supprimer d'une façon absolue l'agent pathogène, l'alcool ; soumettre le malade à un régime lacté intégral.

A. Chauffard.

I. TRAITEMENT INTERNE. — Diminuer la tension qui existe dans la circulation porte, soit par des purgations, en donnant des purgatifs drastiques, par exemple de l'eau-de-vie allemande tous les huit ou dix jours, soit par les diurétiques végétaux ou salins.

II. TRAITEMENT EXTERNE. — Souvent on est obligé de ponctionner le péritoine. Faut-il faire la ponction précoce ou faut-il attendre ? La ponction précoce est avantageuse, parce qu'elle rend le rétablissement de la diurèse beaucoup plus facile. Apporter à cette opération toutes les précautions qu'exige l'antisepsie.

III. RÉGIME. — Instituer un régime spécial et supprimer l'usage de toute boisson alcoolique. Mettre le malade au régime lacté exclusif.

COLIQUES HÉPATIQUES ET LITHIASE BILIAIRE.

Potain.

TRAITEMENT PROPHYLACTIQUE. — Remède de

Durande ou perles d'éther et d'essence de térébenthine.

Hayem.

Combiner les injections hypodermiques de morphine avec les grands bains prolongés et les applications calmantes locales.

Dujardin-Beaumetz.

Faire prendre de grands bains prolongés.
Prescrire :

N° 1.	Alcoolature de belladone.	V à XXX gouttes
	Teinture éthérée........	V à XXX —
	Extrait d'opium à hautes doses.............. ..	0 gr. 05 à 0 gr. 10
	Exalgine...............	0 — 25 à 0 — 40

Pour 1 cachet.

N° 2.	Exalgine..............	0 gr. 50
	Alcool................	10 —
	Eau distillée.........	100 —

A prendre par cuillerées à bouche, toutes les heures.
On peut encore donner une potion à la cocaïne :

N° 3.	Chlorhydrate de cocaïne.	0 gr. 50
	Eau................	300 —

Deux cuillerées à bouche, à prendre trois fois par jour.

Au début de la colique et lorsque les douleurs ne sont pas vives, se servir soit de l'huile d'olives, soit de la glycérine.

L'huile d'olives arrête instantanément les douleurs aiguës de la colique hépatique, et diminue considérablement la période (pendant laquelle les malades présentent des douleurs sourdes, de l'abattement et du malaise. On fait prendre, en une seule fois, 200 grammes d'huile d'olives pure; après quoi le malade se rince la bouche avec de l'eau additionnée d'eau-de-vie ou bien avec du jus d'orange.

Lorsqu'on emploie la glycérine, prescrire 20 grammes par jour, pendant trois à quatre jours.

En cas d'insuccès de ce moyen, on pratique une injection sous-cutanée avec 1 gramme de la solution suivante :

Chlorhydrate de morphine	10 centigr.
Sulfate d'atropine	1 —
Eau stérilisée.	20 gr.

Si les douleurs sont plus intenses, appliquer des *suppositoires* renfermant 1 gramme d'antipyrine.

Si les douleurs sont atroces, recourir aux injections de morphine et d'atropine, à la chloroformisation et en même temps donner des cholagènes, des pilules d'*evonymine*.

Pour la cure radicale de la lithiase biliaire, on peut recourir à l'intervention chirurgicale.

A. Ferrand.

I. Traitement. — La glycérine, administrée par l'estomac, est absorbée en nature par les voies lymphatiques, notamment par les vaisseaux, qui vont de l'estomac au hile du foie et à la vésicule biliaire; on la retrouve jusque dans le sang des veines sus-hépatiques. C'est un puissant cholagogue et un agent précieux contre les coliques hépatiques; il a en outre la propriété de ramollir et de dissocier les calculs dans une certaine mesure. L'huile, à hautes doses, n'agit précisément qu'après son dédoublement en glycérine dans l'intestin.

Donner la glycérine à doses massives (de 20 à 30 gr. par jour) dans une potion aromatisée à laquelle on adjoint en outre 25 à 30 grammes d'eau chloroformée.

Infusion de fleurs d'oranger......	100 gr.
Eau chloroformée..............	30 —
Glycérine pure.............	20 à 30 —

La potion peut être prise en deux ou trois fois, et, en cas d'intolérance, par cuillerées d'heure en heure environ. Il est rarement utile de la continuer plusieurs fois de suite, car elle amène très rapidement la fin de la crise.

Concurremment avec cette potion, pratiquer une ou plusieurs injections hypodermiques d'une solution ainsi composée :

Eau distillée de laurier-cerise.....	10 gr.
Chlorhydrate de morphine........	0 — 10
Sulfate neutre d'atropine..........	0 — 1

En outre, au moment de la crise, administrer un lavement purgatif avec 5 à 10 grammes de séné, ou avec la même dose de sulfate de soude ; ordonner des perles d'éther amyl-valérianique.

Faire des applications chaudes *loco dolenti* ou donner de grands bains tièdes.

En dehors des crises, pour combattre la lithiase, on doit prescrire chaque matin de une à trois cuillerées à café de glycérine, dans un demi-verre d'eau alcaline (eau de Vichy). L'usage peut en être continué longtemps.

II. Régime. — Conseiller un régime privé de graisse et peu fourni de féculents.

Huchard.

I. Traitement général. — Si les souffrances sont

vives, faire des injections de morphine. Ne pas en abuser pour éviter la prolongation de la crise, en entravant la progression des calculs.

Si la douleur est modérée, suppositoires avec :

Extrait de belladone	àà 0 gr. 02
— d'opium	
Beurre de cacao	2 —

Deux à quatre suppositoires suffisent ordinairement.

II. TRAITEMENT LOCAL. — Cataplasmes laudanisés, pommade belladonée, linges chauds ou vessie de glace. Onctions avec :

Baume de Fioravanti	àà 25 gr.
Alcoolat de menthe............	
Glycérine	
Chloroforme.................	

Si la douleur ne se calme pas, bains très chauds d'une demi-heure.

S'il existe un état nauséeux, provoquer les vomissements par des boissons tièdes ou la titillation de la luette.

Pendant la crise, ne jamais donner de purgatif salin qui augmenterait le spasme biliaire.

Au bout de quelques jours, quand la crise est terminée, expulser les calculs avec l'huile de ricin (30 à 40 gr.).

III. RÉGIME. — Pendant la crise, on nourrit le malade avec du lait et du bouillon dégraissé.

Repos absolu.

H. Rendu.

Combattre le phénomène douleur par des injections hypodermiques de morphine.

Conseiller les boissons chaudes, les grands bains, les cataplasmes chauds sur l'abdomen.

Si l'attaque se prolonge et, dans l'intervalle des crises, donner, le matin, VI à VIII gouttes d'huile de Harlem dans un verre de lait, ou, tous les trois ou quatre jours, un purgatif léger ainsi formulé :

Calomel	0 gr. 05
Extrait de belladone............	0 — 02
Savon médicinal	9 —

F. S. A. une pilule.

Dans la colique légère, prescrire des potions éthérées et opiacées, et recommander la chaleur *intus et extra*.

A. Renault.

Deux indications : 1° combattre le spasme; 2° faire éliminer le corps étranger.

1° *Combattre le spasme.* — Faire des injections de morphine, à doses progressives de 1 à 5 milligrammes.

Appliquer des cataplasmes laudanisés.

Donner des bains tièdes prolongés.

2° *Faire éliminer le corps étranger.* — Prescrire des purgatifs salins, le sulfate de soude, et non le sulfate de magnésie, qui entrave l'activité hépatique.

Gouraud.

Deux indications principales : 1° Calmer la douleur; 2° faciliter la migration des calculs.

1° *Calmer la douleur.* — Tenter la sédation des douleurs avec des injections hypodermiques de morphine atropinisée :

Chlorhydrate de morphine........	0 gr. 10
Sulfate neutre d'atropine	0 — 01
Eau distillée	10 —

L'atropine prévient les vomissements que détermine souvent la morphine.

Les compresses imbibées de chloroforme pur, ainsi

que les sachets de glace sur le foie, sont de bons sédatifs.

2° *Faciliter la migration des calculs.* — Utiliser les cholagogues pour expulser les calculs ; à ce titre, et en tête, se place l'huile d'olives pure, à la dose de 200 à 400 grammes par jour, administrée en deux fois à une demi-heure d'intervalle.

Gingeot.

I. Traitement interne. — Prescrire : opiacés, eau de Vichy, potion de Rivière, huile d'olives, glycérine.

L'extrait thébaïque, à doses fractionnées, paraît utile ; malheureusement l'extrait favorise la constipation et cause souvent un embarras gastrique plus ou moins rebelle.

Les injections sous-cutanées de morphine sont préférables, car elles sont plus promptement utiles et dépourvues, ou peu s'en faut, de grands inconvénients.

On obtient souvent de bons résultats avec l'huile d'olives administrée à hautes doses (200 à 400 gr.). Ce médicament, dont la prescription paraît *a priori* si répugnante aux malades, est d'ordinaire beaucoup mieux toléré par eux qu'ils ne l'auraient supposé ; il ne provoque pas de vomissements, entretient la liberté du ventre et dispense des purgatifs. L'effet le plus remarquable de l'huile, c'est le prompt soulagement qu'elle procure, soulagement encore plus radical et presque aussi prompt que celui qui suit l'administration de la morphine.

On peut aussi administrer la glycérine à la dose de 20 grammes seulement à la fois.

II. Traitement externe. — Grands bains, cataplasmes, compresses de chloroforme, glace.

Gaillard.

Prescrire :

Chloroforme	2 gr.
Huile d'amandes douces	3 —
Sirop de gomme	40 —

M. — Bien agiter chaque fois, et faire prendre par cuillerées à café, tous les quarts d'heure.

Chauffard.

Dans les crises aiguës, éviter les cholagogues, qui peuvent augmenter la pression biliaire déjà exagérée. Ces agents conviennent surtout dans les formes prolongées et atténuées, avec crises échelonnées et subintrantes, qui constituent la lithiase.

A titre de cholagogue, prescrire l'huile d'olives à la dose de 100 grammes et la glycérine à la dose de 20 grammes par jour, en même temps que 2 grammes de salicylate et de benzoate de soude.

Au besoin, et en cas de fièvre biliaire, associer le salol au benzonaphtol, à raison de 2 grammes de chaque produit, par jour.

Diète lactée.

Dreyfus-Brisac.

Contre la lithiase, employer la glycérine et l'huile d'olives.

Contre la colique, le seul médicament efficace est l'injection sous-cutanée de morphine.

Employer la morphine, quand la douleur est vive. Les applications chloroformées et les sacs d'eau chaude sur la colonne vertébrale suffisent dans les cas moyens. Quand il y a des séries de petites crises, prescrire le sulfate de quinine.

Les bains chauds prolongés conviennent, lorsque la crise se prolonge.

Brissaud.

Prescrire le valérianate d'amyle, 6 à 8 capsules par jour, dans les crises moyennes ; la morphine, quand les crises sont fortes.

Gilbert.

Prescrire les opiacés, les antispasmodiques, le chloral, les grands lavements, les bains chauds.

Le Gendre.

S'il n'y a pas de vomissements empêchant toute thérapeutique par la voie gastrique, prescrire une mixture selon la formule suivante :

Glycérine neutre..........	} ãã 50 gr.
Eau chloroformée saturée...	
— de tilleul..............	
Teinture de belladone.........	XXX gouttes.
— de badiane..........	XX —

Mêlez. — A prendre par cuillerées à bouche de quart d'heure en quart d'heure.

Un grand cataplasme très chaud, placé sur la région épigastrique et l'hypocondre, est renouvelé fréquemment. On administre en même temps un lavement de chloral ou d'antipyrine (2 gr.).

Mais dans l'immense majorité des cas (intolérance gastrique, douleurs très intenses), il faut avoir promptement recours à l'injection d'une solution de morphine et d'atropine (1 centimètre cube contient 1 centigramme de morphine et 1 demi-milligramme d'atropine). Injecter d'emblée 1 centimètre cube; puis, 1 demi-centimètre cube à intervalles plus ou moins éloignés. La soif est calmée par de l'eau de Soultzmatt ou l'eau de Vichy glacée.

Administrer l'huile d'olives (200 gr. d'un coup, en ayant soin de faire rincer la bouche avant et après avec un peu de chartreuse ou de cognac). L'huile est avalée plus facilement qu'on ne le croirait, surtout dans l'obscurité. Quant aux résultats, ils sont variables.

Le lendemain de l'attaque, il est utile de veiller à l'exonération de l'intestin par une grande irrigation d'eau boriquée.

Brault.

L'huile d'olives a peu d'action sur le cheminement dles calculs biliaires arrêtés dans les canaux d'excrétion.

Prescrire les antispasmodiques et les narcotiques qui, tout en supprimant la douleur, n'empêchent pas l'expulsion du calcul; celle-ci se fait, au contraire, plus facilement, puisque les spasmes sont supprimés. L'expérimentation et la clinique démontrent, d'ailleurs, que les contractions des conduits à fibres lisses se continuent même sous le chloroforme, du moment où un corps étranger est introduit dans leur cavité.

La morphine et le chloral agissent de même, tout en supprimant ou en diminuant la douleur.

COLIQUES INTESTINALES.

Le Gendre.

Coliques intestinales chez les enfants. — I. TRAITEMENT EXTERNE. — On essaiera d'abord l'emploi du moyen externe qui les fait disparaître le plus souvent, l'application de la chaleur: flanelles fortement chauffées, cataplasmes très chauds, fomentations avec une décoction chaude ou de l'huile chaude.

Quand on a échoué par le chaud ou quand les coliques se montrent à titre épisodique au cours d'une maladie intestinale inflammatoire, on essaie l'application du froid : sac de glace ou compresses imbibées d'eau glacée, essorées, puis recouvertes de flanelle et d'un taffetas gommé.

II. Traitement interne. — En même temps, on fera prendre à l'intérieur une infusion chaude de camomille, de menthe, de badiane.

S'il y a lieu de penser à l'existence d'un contenu intestinal irritant, on prescrira l'administration d'une grande irrigation intestinale chaude ou d'un petit lavement froid.

S'il s'agit de nourrissons, on ne sera pas tenté de faire une médication interne plus active; exceptionnellement, si on craignait de voir survenir des convulsions par l'intensité de la douleur, on utiliserait la belladone en potion ou en suppositoires, quelques gouttes d'éther dans de l'eau sucrée, le chloral en lavement.

Chez les enfants plus âgés, on pourra faire usage des autres calmants : narcotiques, opiacés ; chez les petits nerveux, chez les fillettes en imminence de menstruation, on obtient souvent les plus rapides résultats avec l'antipyrine en lavement.

COLIQUES SATURNINES.

Potain.

Parmi les divers mécanismes d'absorption, il n'y a de réel que celle qui se fait par les voies digestives. L'absorption cutanée, entre autres, la peau étant intacte, bien entendu, ne saurait être prise au sérieux, attendu que le plomb, en contact avec les téguments, y détermine une anesthésie localisée, mais rien ne prouve qu'il s'agisse d'intoxication.

C'est, en définitive, par les voies digestives que se fait l'intoxication. Cette intoxication ne se produit pas chez tous les individus au même degré d'activité. D'où viennent ces différences? L'absorption, après une transformation des substances insolubles en substances solubles, exige la présence d'un acide. Ce qui explique que le plomb ne s'absorbe pas dans la bouche, où il trouve la salive qui est alcaline. Dans l'estomac, au contraire, le plomb subit des modifications suivant le degré d'acidité du suc gastrique. L'estomac vide contient un mucus alcalin qui englobe le plomb et le conduit dans l'intestin sans altération. La digestion donne lieu à une sécrétion acide, formée successivement d'acide lactique, acétique, ou chlorhydrique. Ces acides, *en quantité modérée*, sont employés à la transformation des matières albuminoïdes, et le plomb est peu dissous.

L'ingestion de liquides acides, et en particulier de vin, détermine une dissolution du plomb selon la proportion des acides ingérés. Le contenu gastrique renferme une grande quantité de plomb dissous. Il en est de même pour le cidre. La salade et, en général, toutes les matières très vinaigrées sont dangereuses.

Ce qui surtout est dangereux, c'est l'ingestion des boissons acides dans l'intervalle des repas. Il n'y a plus alors d'albuminoïdes pour neutraliser l'hyperacidité favorable à la dissolution du plomb.

Enfin l'acidité pathologique, soit par fermentation du contenu mal digéré, soit par sécrétion intempestive de suc gastrique sous l'influence d'embarras gastrique, prépare la voie à l'intoxication, dont la cause occasionnelle pourra être un excès de boisson un peu plus violent.

En résumé, le meilleur moyen de prévenir la colique de plomb est de posséder un milieu gastrique le moins acide possible. L'acidité ne doit exister qu'au moment des digestions.

Les moyens divers à l'aide desquels on peut remédier à l'hyperacidité sont les suivants :

1° Neutraliser les acides, au moment de leur production, à l'aide des alcalins. Ce moyen n'est nullement pratique, car l'ingestion des alcalins provoque une hypersécrétion acide consécutive.

2° S'opposer à l'introduction exagérée des substances acides, que l'on devra écarter complètement du régime.

3° Éviter, avec soin, les occasions d'hyperacidité soit acétique soit chlorhydrique.

En définitive, les écarts du régime sont toujours nuisibles; les boissons acides sont dangereuses en dehors des repas; l'abstinence complète de vin est très favorable; enfin l'usage d'une boisson tonique, comme le thé, est très utile, car en Angleterre on a remarqué que les *teatotalers* ne prennent point la colique de plomb.

COLITE.

Potain.

Colite muco-membraneuse. — I. TRAITEMENT INTERNE. — Prescrire :

Fleur de soufre........... ...	àà 10 gr.
Magnésie décarbonatée..........	

Pour 20 paquets : prendre 1 paquet, le matin à jeun.

Immédiatement après, prendre un verre d'eau de

Châtel-Guyon, par demi-verre, à intervalle de dix minutes.

Une fois par semaine, prendre 10 grammes d'huile de ricin.

Avant chaque repas, prendre, dans un peu d'eau, XX gouttes de la potion suivante :

Teinture de rhubarbe............	6 gr.
— de badiane	} àà 2 —
— de noix vomique......	

II. Traitement externe. — Appliquer, sur le trajet du côlon, une couche de coton iodé, recouverte de baudruche ou des vésicatoires volants de 5 centimètres de diamètre.

Au besoin, électrisation sur le trajet du côlon ; le pôle positif sur la colonne vertébrale, le pôle négatif sur l'abdomen.

Dujardin-Beaumetz.

Colite glaireuse et pseudo-membraneuse. — I. Traitement. — Appliquer le même traitement que dans le cancer du rectum (voy. p. 39).

Remplacer quelquefois les lavements naphtolés par des lavements iodés :

Eau.............................	1 litre
Teinture d'iode....................	10 gr.

Conseiller les cachets de salol, les laxatifs, si le malade a de la constipation.

II. Régime. -- Suivre le régime végétarien.

CONGESTIONS DU FOIE.

Potain.

Hyperémies passives. — Régime lacté.

Dujardin-Beaumetz.

Congestions actives. — I. TRAITEMENT EXTERNE. — 1° *Révulsion.* — Se servir de larges vésicatoires; les pointes de feu peuvent être utiles. Les ventouses ont été aussi conseillées.

2° L'*hydrothérapie* est une admirable méthode résolutive des congestions chroniques du foie. Tous les moyens hydriatiques peuvent être mis en usage, mais il faut une grande prudence. Souvent, par des douches trop brutales, on augmente la congestion du foie au lieu de la diminuer; il faut donc examiner chaque jour le malade, et varier les moyens d'action selon les circonstances.

3° *Irrigations rectales.* — Prescrire le lavement froid, auquel on ajoute un antiseptique, le naphtol α, par exemple, à la dose de 20 centigrammes par litre, ou bien encore le naphtol soluble ou *asaprol*, à la dose de 1 à 2 grammes par litre. Se servir d'entéroclyseur: faire coucher le malade horizontalement, le siège un peu plus élevé que le reste du corps; élever autant que possible et lentement le vase contenant le liquide. Employer au moins 1 litre de liquide, et, une fois qu'il a pénétré dans l'intestin, ou retirer le liquide par le siphon, comme dans le lavage de l'estomac, ou enlever la canule et laisser le malade rendre lui-même son lavement.

II. TRAITEMENT INTERNE. — Il y a des médicaments qui ont une action favorable, indirecte, il est vrai, mais néanmoins manifeste, sur les congestions actives. Ce sont : les alcalins, l'iodure de potassium et certaines substances qui activent la diurèse.

Les alcalins favorisent les fonctions de la nutrition générale, et combattent les congestions du foie. C'est sur ce fait que sont basés les résultats favorables obtenus par les eaux thermales alcalines.

Les eaux alcalines ne sont pas seules indiquées dans les hypérémies du foie; toutes les eaux légèrement purgatives, en décongestionnant l'intestin et le système-porte, peuvent avoir une action favorable.

L'iodure de potassium est favorable dans certaines congestions hépatiques. Outre son action sur la circulation, il a des effets sur la nutrition, et c'est par cette double action nutritive et circulatoire que l'on peut expliquer les résultats heureux obtenus par l'iodure.

III. Antisepsie intestinale. — Elle doit être rigoureuse, et pratiquée au moyen de médicaments spéciaux.

En effet, l'hypérémie hépatique, en modifiant les fonctions des cellules hépatiques, détruit les propriétés antiseptiques de ces cellules, de telle sorte que le foie ne constitue plus cette barrière vivante qui s'oppose à la pénétration dans l'organisme des toxines puisées à la surface du tube digestif. Il faut donc, par un traitement spécial, réduire à leur minimum ces toxines, et ce traitement est basé sur des cachets antiseptiques.

Pour les cachets, il existe deux formules : la première s'adresse aux hypérémies compliquées de *diarrhée*.

Salol	āā 10 gr.
Salicylate de bismuth.........	
Bicarbonate de soude.........	

En 30 cachets; prendre 3 ou 4 cachets par jour.

L'autre formule, au contraire, est destinée aux congestions du foie accompagnées de *constipation* :

Salol......................	āā 10 gr.
Benzonaphtol................	
Bicarbonate de soude.........	

En 30 cachets ; prendre 3 ou 4 cachets par jour.

Si la diarrhée ou la constipation sont trop opiniâtres, remplacer le bicarbonate de soude, dans le premier cas, par la craie préparée et, dans le second, par la magnésie. Les laxatifs ont un rôle très important. Les laxatifs sont d'abord un moyen d'éliminer au dehors les toxines intestinales ; de plus, par la sécrétion intestinale qu'ils provoquent, ils décongestionnent le réseau porte ; enfin, leur action cholagogue, en favorisant l'écoulement de la bile, produit aussi un effet favorable. C'est donc aux purgatifs salins et cholagogues qu'il faut avoir recours.

IV. Régime. — Suivre un régime végétarien.

Ordonner le lait, les œufs, les féculents, les légumes verts et les fruits. Préférer aux viandes saignantes les viandes gélatineuses et très cuites. Comme pain, faire prendre de la croûte de pain, et comme boisson, soit du lait, soit un peu de vin blanc, coupé avec une eau légèrement alcaline.

Congestions passives. — I. Traitement interne. — C'est au cœur qu'il faut s'adresser. C'est la faiblesse de ses contractions qui entraîne de proche en proche la stase veineuse dans le foie ; c'est donc à lui qu'il faut s'adresser en premier lieu.

Tous les toniques du cœur sont indiqués : digitale et digitaline, strophantus, caféine. Se servir de la formule suivante :

Digitaline cristallisée soluble dans le chloroforme	0 gr. 01
Alcool à 90°	9 —
Glycérine	6 —

LX gouttes de cette solution représentent 1 milligramme de digitaline. Donner, trois fois par jour, XX gouttes de cette solution aux malades asystoliques.

Le strophantus donne aussi de bons résultats ; se servir, soit de la teinture française au 1/5e et donner V gouttes deux fois par jour, soit des granules d'extrait de strophantus de 1 milligramme, à raison de 4 par jour.

Enfin, dans certains cas de dégénérescence fibreuse et de sclérose du myocarde, la caféine en injections sous-cutanées est indiquée.

A ce traitement, joindre les purgatifs, et ici ce sont les drastiques qu'il faut employer.

II. Régime. — Le régime végétarien s'impose.

CONSTIPATION.

Germain Sée.

Avoir recours aux lavements glycérinés (une à trois cuillerées à bouche par lavement).

On peut essayer encore les pilules de podophylle, le cascara sagrada, ou encore le mélange suivant :

Magnésie..................	àà p. é.
Crème de tartre...............	
Soufre précipité...............	

Une cuillerée à café, dans un demi-verre d'eau, aux repas, une ou deux fois par jour. Cette préparation donne d'excellents résultats.

Dujardin-Beaumetz.

I. Traitement. — On a le choix entre différents laxatifs, qui se prennent les uns en *poudre*, les autres en *sirop*, d'autres en *lavement*, d'autres enfin sous forme d'*élixir*.

1° *Poudre laxative* :

Follicules de séné passés à l'alcool, et pulvérisés....................	6 gr.
Soufre sublimé et lavé	6 —
Fenouil en poudre..................	3 —

Anis étoilé en poudre............... 3 gr.
Crème de tartre pulvérisée........ 2 —
Réglisse en poudre................. 8 —
Sucre en poudre..................... 25 —

Mêler. — Prendre le soir en se couchant, entre 9 et 10 heures, une cuillerée à café ou une cuillerée à dessert de cette poudre délayée dans un demi-verre d'eau.

Ou bien encore :

Sulfate de soude..............
— de magnésie..........
Crème de tartre ....
} ââ 20 gr.

Pour 1 litre d'eau; prendre 1 verre, le matin à jeun.

2° *Sirop purgatif :*

Teinture de jalap composée....
Sirop de séné ....
— de nerprun ....
} ââ 30 gr.

De 1 à 5 cuillerées à bouche, le matin à jeun.

3° *Lavement purgatif :*

Sulfate de soude................ 10 gr.
Miel de mercuriale .... 40 —
Infusion de follicules de séné...... 20 —

4° L'*élixir* suivant donne de bons résultats contre la constipation habituelle :

Extrait fluide de cascara sagrada..............
Glycérine pure.........
} ââ 90 gr.

Alcool à 90°................ 200 —
Sirop de sucre............. 100 —
Essence d'oranges.......... VI gouttes
— de cannelle........ II —
Eau distillée............... Q. S. pour compléter 1 litre

Un verre à liqueur après les repas.

II. Régime. — Prescrire le pain de son, le pain de seigle et le pain de soja ; ce dernier renferme une huile purgative, dont il est débarrassé plus ou moins par la panification, mais il en conserve assez pour maintenir son action purgative.

Le régime végétarien n'est pas sans influence. Il fournit des fèces molles et pâteuses analogues à celles des herbivores et favorise l'abondance des garde-robes, tandis que le régime carné, plus ou moins exclusif, donne des matières fécales dures et rares.

Jules Simon.

Constipation des enfants. — Au-dessus de 1 an, on peut faire usage de l'huile de ricin (5 à 10 gr.), facilement prise quand elle est associée au vin de Malaga à parties égales ou donnée dans du bouillon dégraissé, du jus d'oranges, de l'infusion de café ou un looch.

On peut encore donner une décoction faite avec des pruneaux et 2 à 8 grammes de follicules de séné.

A partir de 3 ans, on peut donner diverses autres préparations. Voici quelques-unes des formules les plus recommandables :

N° 1.	Réglisse	60 gr.
	Séné pulvérisé	60 —
	Soufre lavé	30 —
	Poudre de fenouil	30 —
	Sucre	180 —

Une à deux cuillerées par jour.

N° 2.	Extrait hydralcoolique de cascara	0 gr. 50
	Sirop simple	50 —
	Teinture de cannelle	2 —

Une à deux cuillerées à café.

N° 3. Scammonée .... 10 à 15 centigr.
Sucre .... Q. S.

pour un paquet.

N° 4. Calomel		0 gr. 20
Sucre.................		Q. S.
Teinture de cascarille. .	àà	10 gr.
— de rhubarbe. .	àà	10 gr.
— de cannelle . .	àà	10 gr.
— de colombo. .	àà	10 gr.
— de gentiane. .	àà	10 gr.
— de noix vomique......		5 —

X gouttes dans un peu d'eau froide avant chaque repas.

Ferrand.

Électuaire laxatif pour les enfants.

Manne en larmes.............. ...	25 gr.
Magnésie calcinée................	50 —
Fleur de soufre lavée.	50 —
Miel blanc	20 —

Une ou deux cuillerées à soupe dans une tasse de lait chaud ou de thé léger.

Trois à quatre cuillerées suffisent pour obtenir un effet purgatif.

Audhoui.

Poudre laxative aromatique.

Feuilles de séné pulvérisées	8 gr.
— d'oranger pulvérisées.	6 —
Magnésie blanche................	2 —

Anis pulvérisé	2 gr.
Essence de menthe	2 —

Mêler très exactement. — Délayer dans une certaine quantité d'eau 1 à 2 cuillerées à café de cette poudre, ou plus, suivant l'effet à obtenir, et prendre la potion le soir, au moment du coucher.

Huchard.

1° *Poudre contre la constipation :*

Magnésie anglaise	25 gr.
Crème de tartre	13 —
Bicarbonate de soude	2 —
Oléosaccharure d'anis	1 —

pour 40 cachets ; en prendre 1 au commencement de chaque repas.

2° *Cachets laxatifs au bétol :*

Salicylate de magnésie	10 gr.
Bétol	4 —
Craie préparée	3 —

F. s. a. pour 20 cachets, en prendre 1 avant chaque repas.

L'addition de la craie préparée a pour objet de maintenir le bétol et le salicylate de magnésie à l'état pulvérulent, condition de succès dans l'administration des antiseptiques intestinaux.

3° *Pilules contre la constipation :*

Chez les cardiopathes, prescrire contre la constipation les pilules suivantes :

Nº 1.	Extrait aqueux d'ergot de seigle	4 gr.
	Scille pulvérisée	3 —
	Digitale pulvérisée	1 —
	Calomel	2 —

F. s. a. pour 40 pilules ; en prendre 3 à 4 quotidiennement, durant trois ou quatre jours.

Nº 2.	Digitale pulvérisée.......	āā 5 gr.
	Scille pulvérisée	āā 5 gr.
	Scammonée pulvérisée....	āā 5 gr.
	Sirop de gomme	Q. S.

F. s. a. pour 100 pilules ; en prendre 2 à 3 quotidiennement.

E. Barié.

Le massage a été employé avec succès, dans le cas d'atonie des voies digestives avec constipation habituelle.

Pratiquer des pressions sur l'abdomen ; commencer sur la région iliaque gauche, et en allant de haut en bas de façon à conduire les fluides du côlon vers le rectum. Exécuter d'abord des mouvements doux, puis des frictions jusque dans les parties profondes.

CORPS ÉTRANGERS DES VOIES DIGESTIVES.

Ledentu, Terrier, Peyrot.

Recourir au traitement chirurgical (1).

DIARRHÉE.

Potain.

Diarrhée des phtisiques. — Prescrire l'emploi des

(1) Voyez Paul Lefert, *La pratique journalière de la chirurgie dans les hôpitaux de Paris.* Paris, 1894, p. 92 et 96. — Voyez aussi plus loin, p. 136, *Gastrotomie.*

vieilles préparations opiacées : diascordium et thériaque.

Diarrhées dysentériques. — Les préparations opiacées doivent jouer le principal rôle.

L'action thérapeutique isolée des substances, qui entrent dans leur composition à côté de l'opium est nulle et pourtant avec l'opium sous forme solide, on produit une action intestinale bien distincte de l'action soporifique due à l'opium en préparations liquides. Sous cette forme, l'opium s'absorbe plus lentement et parcourt le tube digestif jusqu'à son extrémité, à cause de sa consistance.

La même observation s'applique au diascordium.

Employer également l'eau de chaux : elle a une action spéciale ; dose : jusqu'à 20 grammes par jour.

Prescrire les astringents, le tannin tout d'abord, en spécifiant qu'il soit préparé à l'alcool, car, préparé à l'éther, il a un goût détestable. L'employer à l'état de solution aqueuse à 2 pour 100. Une cuiller à café en contient 10 centigrammes, que l'on ajoute à la tisane ; donner 1 gramme à 1 gr. 50 par jour.

Le ratanhia et la bistorte ont une action analogue.

Bouchard.

Le naphtol β et le salicylate de bismuth rendent service dans un grand nombre de cas.

Le salol est employé seul avec succès dans certaines formes de diarrhée ; on le prend en cachets, à la dose de 4 à 6 grammes.

Diarrhées chroniques. — Administrer des cachets composés de :

Naphtaline	5 gr.
Sucre	5 —
Essence de bergamotte	II gouttes

pour 20 cachets ; prendre 1 cachet toutes les heures.

Il serait préférable de faire prendre des capsules au gluten contenant chacune 25 centigrammes de naphtaline ; ces capsules ne se dissolvant que dans l'intestin, on éviterait les renvois.

Pour les enfants, la dose est de 5 à 15 centigrammes, toutes les deux heures.

Hayem.

Diarrhée chronique des adultes. — Prescrire l'acide lactique, sous forme de limonade :

Acide lactique.............	10 à 15 gr.
Eau.........................	800 —
Sirop de sucre............	200 —

à boire par demi-verre, en dehors des repas.

L'acide lactique agit comme tonique et germicide.

Chez les malades qui ont un suc gastrique hypoacide, l'acide lactique, en relevant le taux de l'acidité, rend les digestions plus faciles.

Dans certains cas, le képhir n° 2, à la dose de 1 à 3 bouteilles par jour, suffit pour toute alimentation. C'est à l'acide lactique qu'il doit en grande partie son action favorable. Chez les phtisiques, atteints de troubles dyspeptiques et soumis à ce régime, la diarrhée cède rapidement.

Diarrhée verte ou diarrhée infantile. — La diarrhée verte des enfants est attribuable à un bacille particulier dont les cultures sont tuées par l'acide lactique. De là à employer cet acide dans le traitement de cette diarrhée, il n'y avait qu'un pas. L'acide lactique a donné d'excellents résultats.

Essayé contre les autres diarrhées des enfants, il s'est montré également très efficace.

Administrer l'acide lactique, sous forme de solutions à 2/100e, à la dose de 1 cuillerée à café, un quart d'heure après la tétée. En faire prendre 5 à 6 dans les vingt-quatre heures, ce qui représente à peu près 40 à 60 centigrammes d'acide lactique pur.

On peut aussi donner le sirop suivant :

Acide lactique..................	2 gr.
Sirop simple....................	98 —
Essence de citron ou de menthe.	I goutte

Une cuillerée à café un quart d'heure après chaque tétée, et dans les cas graves, tous les quarts d'heure.

S'il existe des vomissements, ils cessent dès les premières prises; le nombre des garde-robes diminue, et les matières perdent leur coloration verte pour devenir jaunâtres.

On juge la réaction du contenu gastro-intestinal d'après la réaction des selles. Mais il y a ici une précaution à prendre. Le plus souvent l'urine se mélange aux selles et leur communique le caractère acide. Pour juger bien la réaction des selles, il est nécessaire d'introduire légèrement le papier de tournesol dans l'anus de l'enfant.

Afin d'éviter les rechutes, éloigner du malade toutes les pièces de linge souillées par les matières vomies et surtout par les selles. Plonger ces linges dans un baquet contenant une solution de sublimé au 1/1000e.

Diarrhée infectieuse. — Le calomel est le purgatif de choix, seulement il provoque des douleurs intestinales. Pour les éviter, il convient de l'associer à l'opium.

Voici la formule à l'usage des diarrhéiques adultes :

Calomel................	20 à 40 centigr.
Opium brut pulvérisé....	1 —

Chez les enfants, diminuer de moitié la dose de calomel et, au besoin, supprimer par prudence l'opium.

Ce traitement de la diarrhée, au début, doit être complété par l'administration d'agents antiseptiques modérément solubles, par exemple le salicylate de bismuth et le salol associés à la poudre de charbon.

Grancher.

Diarrhée des enfants. — L'élément principal du traitement est ici le *lavage de l'estomac* et la suppression de toute alimentation lactée. L'enfant peut, en effet, supporter assez longtemps la privation d'aliments, lorsqu'on le soutient avec de l'eau albumineuse et du cognac, et, d'autre part, le lavage débarrasse le tube digestif d'une foule de substances qu'il ne peut tolérer. Le plus souvent, l'enfant, nourri au biberon, a été alimenté avec excès et même le tube digestif a été infecté par les bactéries qu'il ne peut détruire.

L'organe dans lequel se font les fermentations superposées du lait subit une perversion de fonctions si complète que, même après les lavages et la diète, il y reste assez de ferments pour que la moindre quantité de lait qu'on lui donne s'altère de nouveau.

Quant à la pratique du lavage, elle se fait beaucoup plus facilement qu'on ne le croirait au premier abord. on doit employer pour cela une sonde molle de 4 millimètres environ, lavée avec de l'eau boriquée. Pour l'introduire, il faut enfoncer profondément le doigt dans la bouche, derrière l'épiglotte. La difficulté est que souvent le tube est bouché par les caillots de lait. On peut alors le déboucher par différentes manœuvres et on fait le lavage jusqu'à ce que l'eau revienne pure de l'estomac.

On peut guérir ainsi, avec une grande facilité, non seulement la diarrhée, mais encore les vomissements.

L'acide lactique réussit aussi quelquefois dans des cas de ce genre; on donne la solution suivante :

Acide lactique	2 gr.
Eau distillée	50 —
Sirop	400 —

Mais il faut donner ce médicament d'une façon continue : 1 cuillerée à café, toutes les dix minutes par exemple, ainsi que le proscrit Hayem, de telle sorte que le tube digestif en contienne constamment une certaine quantité.

Debove.

Prendre chaque jour :

Silicate de magnésie.........	200 à 400 gr.
Boisson aromatique ou lait...	Q. S.

Dujardin-Beaumetz.

Diarrhées chroniques ayant leur origine dans l'estomac ou l'intestin grêle. — Régime. — Le lait est un des aliments les plus précieux et le régime lacté une des médications les plus actives. Cependant, chez certaines personnes, le lait provoque la diarrhée; quelquefois seul, il ne suffit pas à guérir cette affection. Dans ces cas, sans abandonner le lait, l'additionner d'eau de chaux médicinale.

A côté du lait, placer le régime végétarien; il influe heureusement, en calmant l'irritation et l'inflammation de la muqueuse intestinale, qui est toujours en activité dans les cas de flux intestinaux chroniques.

Dans les diarrhées chroniques qui proviennent surtout des pays chauds, suivre la méthode suivante : commencer d'abord par soumettre le malade au régime exclusif du lait additionné ou non d'eau de chaux médicinale; puis faire intervenir, au bout d'un certain temps, les œufs, sous forme de jaunes d'œuf dans du lait ou de lait de poule, ou d'œufs à la coque, ou encore de *crème américaine*. Par ce mot, on désigne la préparation suivante : deux jaunes d'œufs battus avec du sucre en poudre, additionnés de quelques gouttes de kirsch ou de rhum, de vin d'Espagne ou de Sicile, sans faire subir à ces œufs la moindre cuisson ni leur ajouter la plus faible quantité d'eau.

Puis prescrire les féculents sous forme de purées, et conseiller alors les purées de pommes de terre, de lentilles, de haricots, les bouillies au gruau de blé, de riz, d'orge, de maïs et d'avoine, le riz sous toutes ses formes, les panades passées, le racahout, la farine lactée et même la douce revalescière qui constitue un bon mélange alimentaire ; enfin autoriser les pâtes alimentaires et, en particulier, les nouilles et le macaroni.

Si toutes ces substances sont bien supportées, passer alors à d'autres aliments, donner des légumes verts, autant que possible à l'état de purée (purées de carottes, de navets, de petits pois, de julienne).

Quand tous ces aliments ont été administrés, aborder les viandes, en commençant par les plus cuites, telles que du poulet au riz, du bœuf à la mode, du veau en gelée, des volailles en daube, etc. ; ne donner des viandes saignantes et peu cuites que lorsque le malade est pour ainsi dire guéri.

Cet ordre est rarement suivi, car c'est plutôt par la viande crue que l'on débute et l'on fait succéder au régime du lait celui de la viande crue. Cette méthode, excellente chez les enfants, est moins indiquée chez les adultes.

Diarrhées qui proviennent du gros intestin. — L'influence du régime alimentaire est beaucoup moins marquée.

Prescrire les lavages et les pansements du gros intestin.

Diarrhées putrides et infectieuses. — Les lavages antiseptiques de l'intestin donnent de bons résultats.

Laver l'intestin avec des solutions antiseptiques, telles que la solution d'acide borique à 10 pour 1000 ou la solution de naphtol à 1 pour 1000, en ayant soin de les faire pénétrer aussi haut que possible dans le tube intestinal. Pour atteindre ce but, abandonner l'irrigateur et se servir des tubes à lavage pour l'estomac, et en particulier du tube de Debove, dont l'extrémité plus rigide permet une introduction plus facile dans le rectum. Puis en remplissant l'entonnoir et en l'élevant à des hauteurs variables, faire pénétrer cette solution plus ou moins activement dans le gros intestin.

Par ces moyens antiseptiques, on remédie aux accidents qui découlent de ces diarrhées putrides.

Prescrire en outre une des préparations suivantes :

N° 1.	Sous-nitrate de bismuth...	1 à 10 gr.
	Gomme adragante........	1 —
	Sirop....................	30 —
	Eau de laitue............	120 —

Par cuillerées à bouche.

N° 2.	Opium brut en poudre.....	0 gr. 20
	Craie préparée....... }	ãã 10 —
	Sous-nitrate de bismuth }	

En 10 paquets; 1 paquet avant le repas.

N° 3.	Salol .... }	ãã 10 gr.
	Salicylate de bismuth .... }	
	Bicarbonate de soude.... }	

Diarrhée des enfants. — Administrer l'acide lactique en solutions à 2 pour 100; donner par exemple, toutes les deux heures, une cuillerée à soupe de la solution suivante :

Acide lactique..................	3 gr.
Eau de fleurs d'oranger...........	30 —
— de tilleul.....................	120 —

Le salol est un antiseptique préférable aux autres dans les cas de diarrhée infectieuse des enfants. L'associer au salicylate de bismuth.

Salol....................	ãã 50 centigr.
Salicylate de bismuth.....	

Pour 1 cachet. En donner 2 ou 4 par jour, suivant l'âge du malade.

Prescrire le sulfure de carbone.

Jules Simon.

Diarrhée du nouveau-né. — 1° Surveiller la nourriture de la nourrice. Régler les tétées toutes les deux heures. Si l'enfant n'est pas nourri au sein, vérifier la qualité du lait, la propreté du biberon;

2° Avant et après chaque tétée, 1 cuillerée à café d'eau de Vals (Saint-Jean) ou d'eau de chaux;

3° Matin et soir, lavement à l'eau de guimauve;

4° Tous les jours, une pincée de magnésie calcinée, dans une cuillerée d'eau très sucrée.

Diarrhée des enfants récemment sevrés. — 1° Alimentation modérée et choisie : aliments liquides ou réduits en pulpe, lait, laitage, œufs, panades, bouillon dégraissé; purée de volaille. Heures des repas très régulières ;

2° Aux repas : eau vineuse. Remplacer l'eau ordinaire par de l'eau de Vals (Saint-Jean) pendant quatre à cinq jours, puis par l'eau d'Alet ;

3° Matin et soir, lavement à l'eau de guimauve ;

4° Une demi-cuillerée à café de magnésie comme laxatif.

Diarrhée des enfants au-dessus de 2 ans. — Mêmes règles hygiéniques. De plus :

1° Le matin, une tasse à café de houblon sucré avec

une cuillerée à dessert de sirop d'écorces d'oranges amères.

2° Avant chaque repas, deux fois par jour :

N° 1. Teinture de quinquina		5 gr.
— de rhubarbe	} ãã	2 —
— de colombo	}	

V gouttes de la solution dans une cuillerée à soupe d'eau :

N° 2. Noix vomique	50 centigr.
Laudanum de Sydenham	1 goutte
Sous-nitrate de bismuth	2 gr.
Diascordium 0,50 à	2 —
Julep	120 —

Par cuillerée à bouche.

3° Veiller à ce que les enfants mâchent bien. Viandes très cuites et hachées, légumes bien cuits et passés au tamis.

4° A la fin du repas de midi, une cuillerée à soupe de vin de pepsine, additionné de quantité égale d'eau d'Alet.

Constantin Paul.

Diarrhée saisonnière. — Quand une région est sous une mauvaise influence, quand on craint l'apparition du choléra, l'élixir parégorique est très utile. Voici la formule que nous recommandons :

Teinture d'extrait d'opium	60 gr.
Acide benzoïque	2 —
Teinture de cannelle	5 —
Vin de Madère	40 —
Essence d'anis	XXV gouttes

Un gramme ou XX gouttes de cette teinture représentent 5 centigrammes d'extrait d'opium.

Descroizilles.

Diarrhée bilieuse des enfants. — Prescrire :

N° 1.	Calomel	0 gr. 15
	Sucre de lait	1 —

En 3 paquets, à donner dans la journée.

N° 2.	Diascordium }	āā 1 gr.
	Sous-nitrate de bismuth }	
	Eau de mélisse	10 —
	Eau de fleurs d'oranger	50 —
	Sirop de grande consoude	20 —
	— simple	10 —

Par cuillerée à bouche.

N° 3.	Sous-nitrate de bismuth	4 gr.
	Eau de menthe	10 —
	— de tilleul	50 —
	Sirop de ratanhia }	āā 10 —
	— de coings }	
	— simple	20 —
N° 4.	Corne de cerf porphyrisée	2 gr.
	Mie de pain	4 —
	Gomme arabique	2 —
	Sucre	12 —
	Eau	200 —

Même mode d'emploi.

Huchard.

Prescrire :

Salicylate de bismuth }	āā 5 gr.
Charbon finement pulvérisé }	
Bétol	20 —

Pour 10 cachets; 3 à 4 par jour.

La dose quotidienne de bétol peut varier entre 1 à 2 grammes par jour, suivant l'âge, ou selon que l'on veut en obtenir un effet antirhumatismal ou un effet désinfectant.

Il y a incompatibilité probable entre son administration et celle des sels de fer; en effet, le chlorure de fer le colore en violet.

Sevestre.

Diarrhée infantile. — Isoler autant que possible les malades atteints de diarrhée infectieuse; car la contagion de l'entérite infectieuse a été démontrée par les recherches de Lesage, qui, dans une salle d'enfants diarrhéiques, a constamment obtenu des ensemencements de lait avec le *Bacterium coli* virulent.

Prescrire la poudre de talc, délayée dans du lait, par cuillerée, à la dose de 20 ou 30 grammes par jour.

Hutinel.

Diarrhée infantile. — Associer le *lavage de l'estomac* à l'usage du calomel à petites doses.

On lave l'estomac des nourrissons au moyen d'une sonde de caoutchouc, dite de Nélaton, nos 15 à 20 de la filière, et avec de l'eau bouillie ou de l'eau de Vichy.

Edg. Hirtz.

Diarrhées fétides, éructations gazeuses, pyrosis, tympanisme. — Administrer le salol, associé au bicarbonate de soude, ou bien sous forme de cachets, à la dose de 1 gramme avant le repas.

Mathieu.

Prescrire la *limonade antidiarrhéique* :

Acide chlorhydrique........	àà	2 gr.
Résorcine...............		
Eau.........................		180 —
Sirop d'écorces d'oranges amères..		20 —

Une cuillerée à bouche toutes les deux ou quatre heures.

Diarrhée nerveuse. — Il y a nécessité de viser l'état constitutionnel prédisposant à la névropathie.

Ce qui réussit le mieux, d'une façon générale, c'est l'hydrothérapie, les douches froides, particulièrement les douches en jet.

La gymnastique, le massage, la climatothérapie sont de nature à rendre des services.

Le rôle des émotions morales, des travaux intellectuels, des préoccupations excessives, étant démontré, il en découle une indication bien nette.

Les sédatifs du système nerveux, le bromure, la valériane peuvent aussi être employés. Le valérianate d'ammoniaque parait très utile dans des conditions semblables.

Lesage.

Diarrhée cholériforme des enfants. — Prescrire :

Acide lactique....................	10 gr.
Sirop de sucre....................	90 —
Alcoolat de citron ou d'orange....	2 —
Eau............................	100 —

à la dose de 3 cuillerées à soupe tous les quarts d'heure.

DIGESTIONS PÉNIBLES.

De Beurmann.

Eau chloroformée saturée........	150 gr.
— de fleurs d'oranger.........	50 —
— distillée...................	100 —

Une cuillerée à dessert à chaque repas.

DILATATION DE L'ESTOMAC.

Germain Sée.

Régime. — 1° *Aliments.* — Permettre la viande, les œufs, le poisson;

2° *Boissons.* — Concéder à la volonté les boissons chaudes pendant le repas, thé léger ou grog léger, bien chaud.

L'abstinence des boissons est une hérésie physiologique et un véritable danger. Ce ne sont pas les liquides qui dilatent, c'est l'atonie des parois qui les laisse se dilater. L'eau ingérée traverse presque immédiatement le détroit pylorique.

Bouchard.

I. Régime. — Le régime doit répondre aux trois indications suivantes : « obtenir que la distension gastrique soit *faible*, *rare* et *courte*. »

1° *Heures des repas.* — Recommander au malade d'espacer les repas, de manière à ce que les aliments arrivent dans un estomac vide, ou à peu près vide. Il faudra mettre huit heures entre le déjeuner et le dîner et ne jamais permettre au malade de manger ni de boire entre les deux repas.

Le premier déjeuner aura lieu à 7 heures, le deuxième à 11 heures et demie, et le dîner à 7 heures. Bien des personnes peuvent se passer du premier déjeuner; dans ce cas, elles ne prennent que deux repas par jour : l'un à 10 heures, l'autre à 7 heures.

Tous les repas seront pris lentement et la mastication devra être prolongée.

2° *Aliments.* — Le premier déjeuner, si on en fait trois, sera peu copieux; un œuf à la coque, des fruits cuits ou des marmelades.

Pas de pain.

Le dilaté ne devant rien absorber de tout ce qui peut avoir tendance à fermenter, repousser du régime la mie de pain et préférer, au contraire, les pâtes non fermentées, le riz, l'orge, le gruau. Ce qui fermente dans la pâte, c'est le gluten qui donne naissance aux produits de la fermentation acétique, en présence d'une bactérie, le *Bacillus glutinis*. Or, celle-ci résiste à la température à laquelle se trouve porté, pendant la cuisson, le centre de la mie de pain et peut continuer dans l'estomac la fermentation acétique. Par la connaissance de ces faits, se trouve expliquée l'utilité des pâtes non fermentées et du pain grillé dans l'alimentation des dyspeptiques.

Aucune boisson au premier déjeuner, qui ne sera permis que si le malade ne peut pas s'en passer.

Au deuxième déjeuner et au dîner conviennent des viandes maigres très cuites, froides ou chaudes mais braisées, de préférence aux rôtis saignants, des viandes blanches et tendres, des purées de viande, des poissons bouillis, des œufs peu cuits, des œufs préparés au lait, du lait en quelque sorte solidifié, des crèmes, des pâtes alimentaires, du riz préparé au lait, ou au bouillon, ou au jus de viande, des purées de légumes, considérées à tort comme augmentant la dyspepsie flatulente, des fromages, des compotes de fruits.

Comme fruits frais, quatre seulement sont permis : les fraises, les pêches, le raisin et les figues. Les autres fruits ne sont tolérés que cuits ; les marmelades, en raison de leurs effets laxatifs, sont tout à fait indiquées dans la dilatation.

Pas d'aliment liquide.

3° *Boissons.* — Il ne sera permis de boire à chacun des deux principaux repas qu'un verre et demi (375 gr.). Dans la saison d'été, pour les malades qui suent copieusement, on pourra faire fléchir quelque peu la règle, afin de compenser les déperditions physiologiques de liquide.

La boisson sera de préférence l'eau pure ; l'alcool doit être évité, parce qu'il donne naissance à de l'acide acétique. Mais nos habitudes répugnant à l'usage de l'eau pure, on conseillera l'addition à l'eau d'un tiers de bière ou d'un quart de vin blanc. On repoussera le vin rouge, qui contient trop d'alcool et trop de tannin, ainsi que l'infusion de thé.

Le vin blanc sera coupé avec de l'eau d'Alet.

Ne pas employer les eaux minérales chargées d'acide carbonique. Pour les eaux alcalines, choisir les moins gazeuses, et quand le malade boira ces eaux loin des sources de Vals ou de Vichy, lui recommander de déboucher sa bouteille avant son repas, pour chasser l'excès d'acide carbonique.

II. Traitement. — Pour réveiller la tonicité de la fibre musculaire gastrique, prescrire l'ipéca à la dose de 3 à 6 centigrammes dans les vingt-quatre heures, par exemple, une pastille d'ipéca de 10 à 35 centigrammes, une demi-heure avant chaque repas, et, dans certains cas, une seconde au bout d'une heure.

Combattre la *constipation*, en faisant prendre au

commencement du repas 1 à 2 cuillerées de la poudre suivante :

Magnésie	àà p. é.
Crème de tartre	
Soufre précipité	

Administrer en outre des lavements additionnés de glycérine.

Contre les *douleurs* qui surviennent après les repas, prescrire 2 à 4 cuillerées à bouche d'eau chloroformée, pure ou étendue d'une égale quantité d'eau distillée.

Contre la *flatulence*, ordonner la craie préparée, la magnésie, le charbon porphyrisé en petite quantité.

Debove.

En dehors du lavage, on prescrit encore un certain nombre de médicaments, entre autres le charbon de Belloc; ce produit semble agir comme absorbant et désinfectant. Le salicylate de bismuth, qui contient toujours une certaine quantité d'acide salicylique libre, semble également diminuer l'intensité des fermentations. Le salol enfin trouve ici son application. On combinera ces différentes substances et on les associera aux alcalins, selon les indications fournies par l'état des diverses parties du tube digestif.

Dujardin-Beaumetz.

I. Traitement. — Deux grandes indications : 1° traiter les troubles de l'estomac et de l'intestin; 2° traiter l'état du système nerveux.

1° *Traiter les troubles de l'estomac et de l'intestin.* — Employer deux ordres de moyens : les uns constituant par leur ensemble l'*antisepsie intestinale*, les autres formant le groupe des *procédés mécaniques* mis en usage pour agir directement sur l'estomac.

α. *Antisepsie intestinale.* — L'antisepsie intestinale comprend plusieurs actes : dans le premier, intervenir par des moyens pharmaceutiques ; dans le second, hâter l'issue des matières septiques au dehors ; dans le troisième, intervenir directement en lavant l'estomac ou l'intestin.

Employer les substances désinfectantes et antifermentescibles. Dans les cas où la dilatation est peu considérable et où la putridité stomacale et la putridité intestinale ne sont pas exagérées, employer une des formules suivantes :

N° 1. Salicylate de bismuth....
Magnésie anglaise.......
Bicarbonate de soude.... } àà 10 gr.

En 30 cachets ; 1 cachet avant chaque repas.

N° 2. Salicylate de bismuth.....
Salol ....
Magnésie anglaise .... } àà 10 gr.

En 30 cachets ; 1 cachet à chaque repas.

Dans les cas où la maladie est plus avancée, user du mélange suivant :

Salicylate de bismuth ....
Naphtol α..................
Magnésie anglaise...........
Bicarbonate de soude .... } àà 10 gr.

En 40 cachets ; 1 cachet avant chaque repas.

Dans les naphtols, préférer le naphtol α au naphtol β, le premier étant plus soluble, plus antiseptique et moins toxique que le second. Chez certains dilatés, ce naphtol est mal supporté, même à dose faible ; il est nécessaire alors de le supprimer et de revenir à la première formule.

Les laxatifs jouent un rôle considérable. Ils obvient à la constipation si fréquente et éliminent au dehors les toxines produites dans toute la longueur du tube digestif. Tous les laxatifs peuvent être employés, depuis les eaux purgatives jusques et y compris les poudres laxatives.

β. *Procédés mécaniques.* — Faire chaque matin, sur tout le corps, une lotion avec une grosse éponge imbibée d'eau chaude additionnée d'eau de Cologne. Friction énergique au gant de crin.

Application mécanique, par la sangle pelvienne de Glenard.

Massage de l'estomac et de l'intestin, pour combattre la constipation et aider au passage du bol alimentaire de l'estomac dans l'intestin.

Lavage de l'estomac.

2° *Traiter l'état du système nerveux.* — Électricité. Hydrothérapie.

II. Régime. — Trois choses sont à éviter chez les dilatés : d'abord les liquides et en général les aliments trop liquides; puis la multiplicité des repas et enfin les aliments pouvant fournir trop de ptomaïnes à l'économie.

1° *Heures des repas.* — Déjeuner à 7 heures; 2° déjeuner à 11 heures; 3° dîner à 7 heures et demie; ne jamais manger et ne jamais boire entre les repas.

2° *Aliments.* — Tous les aliments sont permis sauf le gibier, le poisson, les mollusques, les crustacés, les fromages faits, les soupes liquides.

On insistera particulièrement :

Sur les viandes très cuites et plutôt braisées que rôties (poule au riz, bœuf en daube, pieds de mouton, langue de bœuf, fricandeau, rôti de porc frais); les poissons seront cuits au bleu et à l'eau; les œufs seront très peu cuits;

Sur les féculents à l'état de purées (pommes de terre,

haricots rouges, lentilles, pois cassés), pâtes alimentaires, nouilles, macaroni ;

Sur les légumes verts très cuits (purées de carottes, de navets, de petits pois frais, salades cuites, épinards, haricots verts) ;

Sur les fruits cuits.

Comme pain, prendre du pain grillé.

3° *Boissons.* — Comme boisson, prendre à chaque repas un verre et demi (300 gr.) de vin blanc léger coupé largement d'eau d'Alet.

Pour l'eau, il faut prendre les eaux les moins gazeuses possible, et en somme peu minéralisées, comme l'eau ordinaire. Les eaux très gazeuses sont mal supportées.

Pas de vin pur, pas de liqueur. Ne jamais boire entre les repas.

Cette hygiène alimentaire abaisse au minimum la quantité des ptomaïnes formées dans l'intestin.

Dilatation avec constipation. — Pour lutter contre la constipation des dilatés, user des eaux purgatives naturelles, de Villa-Cabras ou de Rubinat, à la dose d'un verre à liqueur le matin, à jeun, soit de la poudre laxative suivante, dont le malade prend une cuillerée à dessert dans un demi-verre d'eau, le soir, entre 9 et 10 heures :

Follicules de séné passés à l'alcool, en poudre............	} āā 6 gr.
Soufre sublimé..............	
Anis étoilé en poudre.........	} āā 3 —
Fenouil en poudre...........	
Crème de tartre pulvérisée.........	2 —
Réglisse en poudre...............	8 —
Sucre en poudre..................	25 —

Dilatation avec diarrhée. — I. Traitement. — Prescrire :

Nº 1. Salicylate de bismuth...	}	
Naphtol α............	}	ãã 10 gr.
Craie préparée........	}	
Phosphate de chaux....	}	

Faire 40 cachets médicamenteux; le malade en prendra 1 avant chaque repas.

Nº 2. Salicylate de bismuth....	}	ãã 10 gr.
Salol.................	}	

En 30 cachets.

Nº 3. Sulfure de carbone......	25 gr.
Essence de menthe......	1 goutte
Eau...................	450 gr.

Agiter, laisser déposer, renouveler l'eau à mesure qu'on en prend. Prendre 4 à 5 cuillerées par jour, aux repas ou en dehors des repas.

II. Régime. — Régime végétal : féculents, légumes, ruits.

Pas de viande ni d'œuf.

300 grammes de bière par repas.

Mettre un intervalle de sept heures entre les repas.

Huchard.

Nourriture exclusive avec les viandes rôties, les œufs et les légumes.

Pas de soupe liquide; pas de fruit.

300 grammes de boisson à chaque repas.

Sept heures entre les deux principaux repas.

Albert Mathieu.

Régime. — Éviter la surchage alimentaire.

Supprimer les légumes verts, restreindre l'usage des féculents gazogènes. Peu de pain, de préférence la croûte ou la mie grillée.

Viande crue, finement hachée, débarrassée des nerfs, des tendons, des vaisseaux, de la graisse et passée au tamis.

E. Barié.

Le véritable traitement réside presque tout entier dans une hygiène alimentaire spéciale et dans l'emploi d'agents antiseptiques locaux, destinés à agir sur la muqueuse stomacale.

Toutefois, dans des cas réfractaires, ou même sans avoir recours à d'autres moyens, l'emploi du massage est d'une utilité de premier ordre.

Habituellement, on pratique le massage journellement, durant une demi-heure environ; on choisit de préférence le moment le plus éloigné du principal repas; le massage est pratiqué non seulement sur la région abdominale, mais encore sur tous les membres et sur toute l'étendue de la région rachidienne.

Le massage général consiste d'abord en pincements, puis en pressions par larges surfaces, de la peau et des muscles, et se termine par la manipulation profonde des grosses masses musculaires (Weber). Localement, on pratique au niveau de la région stomacale un véritable pétrissage, puis des frictions énergiques, en suivant la direction du gros intestin.

Au début, ce traitement est assez pénible pour le patient. Il en résulte une lassitude extrême, mais elle ne tarde guère à céder pour faire place à une véritable sensation de bien-être.

H. Barth.

I. Régime. — 1° *Heures des repas.* — Les repas seront pris à huit heures d'intervalle ; ils seront modérément abondants.

Ne rien prendre dans l'intervalle. Permettre, entre 7 et 8 heures du matin, un œuf à la coque ou une tasse de cacao sans pain.

2° *Aliments.* — Interdire les potages liquides, les ragoûts, les sauces grasses, les condiments, les épices, les salades, les féculents en coque, les entremets, les pâtisseries et les fruits crus. Supprimer la mie de pain, les pâtes fermentées.

Permettre les œufs, les viandes très cuites, le poisson bouilli, les purées de légumes passées, le fromage pas trop fort, les fruits cuits. Pain grillé ou en croûte.

3° *Boissons.* — Interdire le vin rouge et les liqueurs alcooliques.

Donner comme boissons : thé léger avec lait, bière coupée avec moitié d'eau de Vals, eau pure aromatisée avec une très petite quantité de bonne eau-de-vie.

Ne pas dépasser un verre et demi de boisson par repas.

II. Traitement. — S'il y a des signes de stagnation alimentaire : prescrire les alcalins, les poudres absorbantes, l'acide chlorhydrique. Celui-ci sera prescrit à la dose de II à IV gouttes, dans un quart de verre d'eau, deux ou trois heures après le repas.

De temps en temps, administrer un léger purgatif.

Au début, lavage de l'estomac. Ne le répéter que si l'estomac ne se vide pas bien.

Bazy.

La dilatation de l'estomac et les affections chirurgicales. — La dilatation de l'estomac constituant une affection générale par suite du milieu favorable que l'organe dilaté présente à la culture des micro-organismes infectieux et de la dispersion de ceux-ci dans l'économie, elle peut être l'origine de certains accidents septicémiques observés dans le cours d'affections chirurgicales. Cette influence de l'affection de l'estomac sur le traumatisme n'a rien de plus extraordinaire que celle que l'on admet pour d'autres affections organiques, hépatiques, rénales, cardiaques ou autres; aussi cette influence doit-elle être combattue en traitant, dès qu'elle est reconnue, la dilatation de l'estomac. L'antisepsie gastro-intestinale paraît donc appelée à jouer un certain rôle dans le traitement des accidents consécutifs aux plaies, des septicémies chirurgicales en particulier.

DILATATION DE L'INTESTIN.

Albert Mathieu.

En cas de dilatation marquée du gros intestin, avec clapotage colique, faire la désinfection du contenu intestinal par le naphtol, le salicylate de bismuth, le salol. Les purgatifs salins, à doses peu élevées et suffisamment espacées, seront utiles parce qu'ils ont l'avantage, après avoir amené une évacuation, un balayage de l'intestin, de favoriser la constipation. De là encore leurs bons offices, lorsqu'il existe de la diarrhée chronique névropathique. Il faut alors les employer à doses faibles, souvent répétées.

DYSENTERIE

Dujardin-Beaumetz.

Il faut faire un choix parmi les purgatifs. D'abord il

importe d'éviter les drastiques ayant une action irritante sur la muqueuse; on n'a à sa disposition que les purgatifs doux, salins et cholalogues. Parmi les premiers, on a vanté la manne et le tamarin. Ils ont peu d'action et ils sont inférieurs aux cholalogues.

Le calomel est surtout préconisé; on l'administre de deux façons : à doses massives, 50 centigrammes à 1 gramme, ou bien à doses fractionnées, 20 à 30 centigrammes par paquets de 25 milligrammes, toutes les heures.

Le médicament par excellence de la dysenterie est l'ipéca; il joue dans cette maladie le même rôle que le quinquina, dans la fièvre intermittente.

Il faut administrer l'ipéca suivant la méthode brésilienne :

On prend 8 grammes d'ipéca concassé; on les met infuser dans 200 grammes d'eau, on filtre, et on administre par cuillerée à bouche ces 200 grammes le premier jour; le deuxième jour, on reprend les 8 grammes qui ont servi et on les fait infuser de nouveau dans 200 grammes d'eau, on décante une deuxième fois et on prend cette infusion le deuxième jour; le troisième jour, toujours sur les 8 grammes, on verse 200 grammes d'eau bouillante, on ne décante pas, on mélange la racine d'ipéca avec le liquide et le tout est pris par cuillerées à bouche.

Jules Simon.

Dysenterie infantile. — Faire prendre un lavement au cachou :

Cachou........................	8 gr.
Extrait de noyer..............	2 —
Camphre.......................	2 —
Eau...........................	Q. S.

Faire précéder ce lavement d'un lavement simple.

S'il y a des hémorragies, préférer le lavement au nitrate d'argent, 3 centigrammes pour 100, suivi d'un lavement laudanisé à 1 goutte.

DYSPEPSIE.

Bouchard.

Des ptomaïnes se forment dans l'estomac par suite des fermentations que subissent souvent les substances alimentaires : d'où l'indication thérapeutique de combattre ces fermentations et de détruire ces substances toxiques.

Prescrire l'eau chloroformée saturée, douée de propriétés antiseptiques.

Prescrire aussi les préparatio[illegible] naphtol et de salicylate de bismuth :

Napht[illegible]........................	7 gr. 50
Salic[illegible]te de bismuth..........	[illegible]5 —

Pour 30 cachets; 1 cachet à chaque repas.

Dyspepsie nervo-motrice. — Prescrire :

Acide chlorhydrique fumant pur..	4 gr.
Eau........................	1000 —

En donner quelques gorgées au milieu du repas, ou un verre à la fin; ou à plusieurs reprises, un verre à bordeaux. C'est surtout à la fin de la digestion, quand les sécrétions s'épuisent, qu'il faut venir au secours de l'estomac. On peut donner jusqu'à 750 grammes de la solution précédente, en dehors des repas.

Germain Sée.

Le traitement repose sur l'emploi de médicaments

variés que l'on peut classifier de la façon suivante :

I. — Absorbants : charbon, bismuth, craie.

II. — Digestifs, nutritifs, auxiliaires indirects : acide chlorhydrique, pepsine animale et végétale, peptones, substances antifermentescibles (acide salicylique, iode).

III. — Eaux thermales, hydrothérapie.

IV. — Électricité.

V. — Émissions sanguines locales.

VI. — Émollients : aconit, jusquiame.

VII. — Évacuants éméto-purgatifs.

VIII. — Gastriques : amers, noix vomique, tannin, nitrate d'argent.

IX. — Pepsinogènes : alcalins sodiques, alcool.

X. — Sédatifs : opium, belladone.

Dyspepsie par excès de mucus ou de peptones. — Recourir aux évacuants mécaniques. Faire des lavages de l'estomac.

Dyspepsie par fermentations anormales. — Prescrire l'acide chlorhydrique :

Acide chlorhydrique pur........	4 gr.
Eau	1000 —

Un demi-verre, une demi-heure après chaque repas, ou deux heures après le repas.

Dyspepsie et névrose gastrique. — Employer l'extrait gras de *Cannabis*, à la dose de 5 centigrammes, divisés en 3 prises par jour, sous forme de potion. Au dela de cette dose, il devient toxique, et cette toxicité se traduit par l'ébriété.

Le *Cannabis* est le véritable sédatif de l'estomac ; il n'a pas les inconvénients des narcotiques comme l'opium et le chloral, des absorbants comme le bismuth, des sédatifs généraux comme le bromure de potassium, des paralgésiants comme l'antipyrine, qui ont tous des effets défavorables sur le tube digestif.

Son action réclame le concours des autres méthodes curatives qui remplissent, comme les alcalins à hautes doses, comme certains purgatifs, et plus rarement les antiseptiques, des indications précises ; elle exige surtout les règles du régime.

Les principes chimiques du *Cannabis*, tels que le tannate de cannabine et le cannabinon, n'ont pas donné d'effets précis ni favorables, sans doute parce que ce ne sont pas les véritables principes actifs.

Dyspepsie douloureuse. — Prescrire :

Teinture de jusquiame	} àà	10 gr.
— de ciguë..........	}	
— de gentiane............		5 —
Essence d'anis..................		X gouttes.

M. — En prendre X à XXX gouttes, dans un peu d'eau, à la fin de chacun des principaux repas.

Dyspepsie des enfants. — Souvent des enfants en croissance imparfaite tombent, sans raison apparente, et cela malgré un régime des plus fortifiants, dans un état de débilité et d'amaigrissement, avec douleurs dans les membres, un peu de fièvre et une inaptitude intellectuelle complète.

A ces enfants, on a l'habitude de prescrire des phosphates calcaires de toutes provenances qui, sans s'être assimilés, passent en totalité dans les matières fécales. Le corps de l'enfant ne tarde pas à abandonner une partie plus ou moins grande de sa chaux de constitution et la disette calcaire se trouve alors constituée.

1° Pour introduire de la chaux d'une manière sûre dans l'organisme, il faut prescrire les sels de calcium, le bromure et surtout le chlorure de calcium, qui contient plus du tiers de calcium. Les préparations de chaux usuelles sont incertaines, parce qu'elles sont absorbables au minimum; elles sont éliminées en très petite quantité par les reins, ce qui prouve qu'elles ont à peine passé par le sang; elles passent, au contraire, en presque totalité par les intestins et sont rejetées au dehors, sans avoir agi.

2° Le bromure et l'iodure de calcium sont des sels qui conviennent particulièrement pour faire agir l'iode et le brome sur l'organisme.

En effet, la proportion de l'iode et du brome y est plus élevée que dans toutes les autres combinaisons de ces métalloïdes. D'autre part, le calcium employé à neutraliser le brome ou l'iode n'a ni les propriétés actives, souvent gênantes du potassium, ni l'inertie du sodium;

3° Le bromure et le chlorure de calcium agissent heureusement dans un très grand nombre de dyspepsies et de lésions stomacales;

4° C'est encore le calcium qui agit favorablement sur l'estomac, lorsqu'on substitue l'iodure de calcium à l'iodure de potassium. Ces deux sels agissent sur la respiration, sur le cœur et sur les maladies spécifiques; mais l'iodure de calcium, qui s'emploie d'ailleurs à une dose moindre, est parfaitement supporté par les organes digestifs, tandis que l'iodure de potassium leur est manifestement préjudiciable.

Il y a donc une indication spéciale pour chacun des trois sels halogènes de calcium, mais il existe aussi une indication commune à ces trois sels en tant que médicaments gastriques.

Hayem.

Prescrire :

Eau distillée....................	200 gr.
Acide chlorhydrique............	2 —

Une cuillerée à bouche dans un quart de verre

d'eau sucrée, tiède ou non, deux ou trois fois par jour.

Donner ainsi 30 à 45 centigrammes d'acide chlorhydrique par jour.

Les inhalations d'oxygène sont d'un grand secours pour les dyspeptiques; sous leur influence, on voit cesser, dans un grand nombre de cas, le phénomène *vomissement*.

Bucquoy.

Prescrire :

Liqueur de Fowler..............	1 gr.
Teinture de noix vomique........	2 —
Sirop de goudron..............	360 —

Une cuillerée à soupe avant le déjeuner et avant le dîner.

Dujardin-Beaumetz.

Régime. — Il faut réduire au minimum les fonctions de l'estomac, choisir l'alimentation du malade, lui donner des aliments dont la digestion se fasse surtout dans l'intestin.

Il faut donc avoir recours au régime végétarien, supprimer le plus possible les viandes, donner le lait, les œufs, les féculents, les fruits et les légumes verts.

Les féculents doivent être administrés sous forme de purées, pour éviter toute action irritante sur la muqueuse stomacale: purées de pommes de terre, de haricots, de lentilles. Cette dernière surtout est excellente car la lentille est un des légumes qui contient le plus d'azote et une forte proportion de fer. La farine lactée est bonne pour les enfants, le racahout constitue un aliment excellent. Les panades aussi, surtout lorsqu'on y ajoute des œufs.

Les bouillies sont utiles, surtout celles d'avoine et de maïs.

Les légumes verts sont tous autorisés, surtout en purées : navets, carottes, petits pois, etc., excepté le choux qui est d'une digestion difficile.

Les fruits seront préférables cuits, sauf le raisin qui rend de grands services aux estomacs fatigués. Pour les cures de raisin, on laissera le malade en manger jusqu'à satiété le matin à jeun et dans le courant de la journée, à la seule condition qu'il aille le cueillir lui-même; il y a dans cette cure plusieurs facteurs : grand air et exercice.

Dyspepsie hypochlorhydrique. — Le régime végétarien convient à beaucoup de cas : aux dyspeptiques hypo chlorhydriques, surtout à ceux qui ont tendance à l'hyperacidité organique, aux cas légers d'entérite chronique, y compris l'entérite chronique des pays chauds, à certains cas d'entérite muco-membraneuse, à certains cas de cancer du rectum et du gros intestin, aux albuminuriques, aux malades atteints de lésions chroniques du foie.

Les indications en sont donc très étendues. On doit, du reste, retenir de ce régime beaucoup plus encore le principe que la lettre.

Dyspepsie hyperchlorhydrique.— L'hydrothérapie consiste en douches froides et en bains de mer; s'ils ne sont pas supportés, en douches très chaudes, suivies d'une friction très énergique au gant de crin. Il faut éviter le refroidissement du corps, surtout au moment de la digestion.

Comme antiseptiques, prescrire :

Salicylate de bismuth........	} àà	5 gr.
Naphtol....................	}	
Charbon pulvérisé et lavé.........		10 —

Mêlez pour 20 cachets ; 1 cachet avant chaque

repas, quand il existe des éructations et des flatulences stomacales, chez les malades atteints de cancer de l'estomac.

Si le malade se plaint de diarrhée, on prescrit les cachets suivants :

Salicylate de bismuth		10 gr.
Salol	àà	5 —
Bicarbonate de soude		

Pour 20 cachets ; 1 cachet avant chaque repas.

Employer aussi le benzo-naphtol, 5 à 10 grammes par jour.

Pour déterminer la proportion d'antiseptiques à administrer, ordonner le repas d'épreuve. Le matin, on prend un verre de thé léger et quelques gâteaux secs; si la douleur se produit après, il est nécessaire d'augmenter la dose des antiseptiques.

Pour empêcher la constipation, il faut simplement se régler, ou sinon se servir de la poudre laxative au séné :

Follicules de séné en poudre, passés à l'alcool	àà	6 gr.
Soufre sublimé et lavé		
Semences de fenouil en poudre	àà	3 —
Anis étoilé en poudre		
Crème de tartre pulvérisé		2 —
Réglisse en poudre		8 —
Sucre en poudre		25 —

Mêlez. — Une cuillerée à dessert dans un demi-verre d'eau, le soir en se couchant, pour produire n effet laxatif.

L'hydrate de magnésie donne de meilleurs résultats.

On peut encore prescrire :

Maltine	1 gr.
Bicarbonate de soude pulvérisé	1 —
Magnésie calcinée	2 —
Sucre blanc pulvérisé	10 —

Mêler avec soin et diviser en 20 prises; 1 prise après chaque repas.

Dyspepsie accompagnée d'aigreurs et de flatulences. — Prescrire les cachets suivants :

Sous-nitrate de bismuth	ââ 10 gr.
Sulfate de magnésie	
Craie préparée	
Phosphate de chaux	

Mêlez et divisez en 40 cachets.

Prendre 1 cachet avant chaque repas.

Dyspepsie avec diarrhée. — Prescrire :

Salol	ââ 10 gr.
Benzo-naphtol	
Magnésie	

En 30 cachets; 1 ou 2 avant chaque repas.

Dyspepsie nervo-motrice. — Prescrire une médication pepsinogène :

Dextrine	10 gr.
Rhum	20 —
Sirop de sucre	70 —
Eau	160 —

Huchard.

Dyspepsie gastralgique, gastralgie, vomissements. — Prescrire :

Chlorhydrate de cocaïne	0 gr. 50
Acide chlorhydrique médicinal	2 — 50
Elixir de Garus	250 —
Eau distillée	50 —

F. s. a. une solution; prendre un verre à liqueur de cet élixir, après chaque repas.

Dyspepsie flatulente. — I. TRAITEMENT. — Un des meilleurs médicaments est le chloroforme. En raison de son action locale et irritante, ne pas l'employer à l'état de pureté ou en capsules; avoir recours à l'eau chloroformée saturée, d'après une des formules suivantes :

Nº 1.	Eau chloroformée saturée . . .	150 gr.
	— distillée	120 —
	— de menthe	30 —

Nº 2.	Eau chloroformée saturée . . .	140 gr.
	— de fleurs d'oranger	150 —
	Teinture de badiane	50 —

Prendre, soit avant, soit pendant le repas, une cuillerée à café de la mixture.

Dans la préparation suivante, le chloroforme est associé aux excitants de la fibre gastrique.

Nº 3.	Teinture de gentiane	ãã 4 gr.
	— de badiane	
	— de noix vomique.	
	Chloroforme	XX à XL gouttes

Filtrer. Prendre X à XX gouttes dans un peu d'eau, un quart d'heure au moins avant le repas.

Lorsque l'on veut employer les poudres dites absorbantes, prescrire les formules suivantes :

Nº 1.	Poudre de charbon de peuplier.	8 gr.
	Bicarbonate de soude	6 —
	Magnésie calcinée	4 —
	Poudre de colombo	2 —

Pour 40 cachets. Prendre un cachet, au moins une heure avant le repas.

No 2. Magnésie calcinée .... 25 gr.
Crème de tartre .... 20 —
Fleur de soufre .... 15 —
Bicarbonate de soude....... 10 —
Sucre de vanille.......... 5 —

Une cuillerée à café par jour.

No 3. Maltine.................. 0 gr. 05
Pepsine .... 0 — 15
Magnésie calcinée .... 0 — 05
Bicarbonate de soude ..... 0 — 05
Sucre.................. Q. S.

Pour un paquet ou un cachet au repas.

Si on veut avoir en même temps une action antiseptique, prescrire :

Naphtol β.................... }
Salicylate de bismuth .... } ââ 5 gr.
Magnésie...................... }

Pour 30 cachets, que l'on administre de même.

Enfin, à titre d'eupeptique, recourir aux préparations suivantes :

No 1. Pancréatine........ }
Bicarbonate de soude (ou benzoate de soude).......... } ââ 4 gr.
Magnésie.......... }
Poudre de noix vomique. 40 centigr.

Pour 20 cachets. Un cachet, au commencement de chaque repas.

No 2. Bétol.................... } ââ 4 gr.
Pancréatine ou pepsine... }
Noix vomique pulvérisée.... 40 centigr.

Pour 20 cachets; 1 au milieu de chaque jour.

N° 3. Bétol....................	}	āā 4 gr.
Salol....................		
Bicarbonate de soude......		
Magnésie anglaise........		

Pour 20 cachets ; 1 cachet au milieu de chaque repas, trois ou quatre fois par jour, dans certaines dyspepsies.

Chez les enfants trop jeunes pour avaler les cachets, prescrire des prises de bétol :

Bétol.................... 1 gr.

Pour 10 paquets ; 3 à 4 par jour. On les véhiculera dans du miel ou de la confiture, ou on les délayera dans du lait.

Prescrire les *alcalins* à hautes doses (10 à 20 gr. par jour) à distance du repas, quand les douleurs sont très intenses. Employer le bicarbonate de soude ou la magnésie décarbonatée.

Quand il y a des douleurs, éviter la quinine et les narcotiques. Il faut lutter contre l'hyperacidité du suc gastrique.

II. Régime. — 1° *Heures des repas.* — Instituer ainsi le régime : le matin un verre de lait ; à 11 heures, déjeuner avec des œufs et de la viande hachée ; vers 3 heures, une tasse de lait ; vers 7 heures, un léger repas ; pendant la nuit, une à deux tasses de lait.

2° *Aliments.* — Supprimer les épices, les salades, les acides, le gibier, la charcuterie, les salaisons, les fromages forts, les féculents, les légumes verts riches en cellulose, la pâtisserie, les corps gras, le pain frais.

Prescrire le lait à petites doses, les viandes hachées, les œufs.

3° *Boissons.* — Supprimer l'alcool, le thé, le café, les eaux de table riches en acide carbonique.

Dyspepsie de la ménopause. — Essayer, car le défaut d'acidité gastrique existe souvent, de prescrire la mixture suivante :

Acide chlorhydrique...........	XXX gouttes
Sirop d'écorces d'orange amère..	30 gr.
Eau de mélisse............	} àâ 60 —
— de tilleul.............	

Une cuillerée à bouche à la fin des repas.

Dyspepsie hyperchlorhydrique. — Éviter l'encombrement gastrique, cause de dilatation, par la prohibition des aliments herbacés. Prescrire la viande qui est digérée plus rapidement que les légumes.

Ordonner les alcalins et le bicarbonate de soude à hautes doses (15, 20, 30 gr.) par jour, comme neutralisateurs de l'acidité du suc gastrique; on soulage ainsi les malades en deux ou trois jours.

Faire de l'antisepsie intestinale ; pour cela, il faut employer des quantités assez fortes de benzo-naphtol, mélangé avec du charbon, suivant la formule :

Benzonaphtol..................	20 gr.
Charbon pulvérisé..............	5 —

En 30 cachets; de 8 à 10 cachets par jour.

Combattre l'état névropathique habituel aux hyperchlorhydriques par l'hydrothérapie et la médication névrosthénique.

Dyspepsie hypochlorhydrique. — Quand il y a insuffisance de la sécrétion chlorhydro-pepsique, prescrire, à la fin du repas, une cuillerée à bouche de la préparation suivante :

Acide chlorhydrique officinal..	VI gouttes
Sirop de limon.............	20 gr.
Eau filtrée................	120 —

Dyspepsie nerveuse. — I. TRAITEMENT. — Prescrire :

Chlorhydrate de cocaïne	0 gr. 50
Acide chlorhydrique	2 — 50
Eau distillée..................	50 —
Elixir de Garus................	250 —

Un verre à liqueur après chaque repas.

II. Régime. — Diète lactée. Alimentation légère et en petite quantité.

Éviter les veilles prolongées.

Jules Simon.

Dyspepsie infantile avec diarrhée. — Prescrire la potion suivante :

Sous-nitrate de bismuth.......	4 gr.
Laudanum de Sydenham.......	1 goutte
Eau gommée.................	100 gr.
— de chaux	10 —
Sirop simple............. ..	20 —

Mêler. — A donner par cuillerées.

Lavements émollients et amidonnés.

Dans certains cas, on applique un petit vésicatoire volant au creux épigastrique, et on fait des fomentations alcooliques chaudes sur les membres inférieurs.

Donner, à chaque tétée, une pincée de carbonate de magnésie.

Chez les enfants plus âgés, donner matin et soir :

N° 1. Carbonate de magnésie. 1/2 cuillerée

N° 2. Eau de chaux ..... 10 à 15 gr.

dans une potion prise en vingt-quatre heures.

N° 3. Teinture de rhubarbe........	10 gr.
— de belladone	5 —
— de noix vomique....	1 —

N° 4. *Gouttes apéritives* :

Teinture de quinquina	....	20 gr.
— de gentiane	....	5 —
— de cascarille	....	5 —
— de benjoin	....	2 —
— de noix vomique	....	1 —

Mêlez. — V à X gouttes, dans une petite quantité d'infusion de camomille. — Prises avant chaque repas, elles ont pour effet de stimuler l'appétit.

Dyspepsie des enfants avec constipation. — Prescrire :

Poudre d'yeux d'écrevisses....	20 centigr.
Magnésie calcinée............	15 —
Rhubarbe....................	10 —
Noix vomique................	5 —
Pepsine.....................	5 —

Pour 1 cachet.

Dyspepsie douloureuse des enfants. — Prescrire :

Teinture de colombo.........	} ää	5 gr.
— de cascarille.........	}	
— de belladone..............		2 —
Élixir parégorique		5 —

X gouttes avant chaque repas, dans un peu d'infusion de camomille froide.

Dyspepsie des enfants liée à la chlorose, aux approches de la menstruation. — Prescrire :

Poudre de quinquina........	} ää	10 gr.
Craie préparée.............	}	
Rhubarbe..........................		5 —
Sous-carbonate de fer............		4 —

Une pincée pendant le repas.

Dyspepsie des enfants avec atonie et spasme. — Prescrire :

Craie préparée	50 centigr.
Colombo	20 —
Rhubarbe	10 —
Codéine....................	1 —
Noix vomique...............	10 —

Pour 1 paquet.

Dyspepsie des enfants avec météorisme. — Prescrire :

Sous-nitrate de bismuth.......	4 gr.
Laudanum de Sydenham......	1 goutte
Sirop......................	20 gr.
Eau de gomme..............	100 —
— de chaux................	10 —

Par cuillerées à bouche.

Laveran.

Dyspepsie nerveuse. — Prescrire :

Chlorhydrate de morphine ...	1 centigr.
Eau distillée...............	125 gr.

Une cuillerée à café, avant ou après chaque repas.

Descroizilles.

Dyspepsie par défaut d'acide chez les enfants. — Prescrire :

Acide chlorhydrique..........	50 centigr.
Vin de quinquina	50 gr.

Par cuillerées à café.

Dyspepsie par excès d'acide chez les enfants. — Prescrire :

Bicarbonate de soude.........	2 gr.
Teinture de rhubarbe.........	6 —
Sirop de chicorée............	20 —
Infusion de colombo..........	60 —

Par cuillerées à café.

Hutinel.

Dyspepsie des enfants. — Le lavage de l'estomac et de l'intestin donne de très bons résultats dans les dyspepsies gastro-intestinales toxiques, c'est-à-dire provoquées par l'ingestion de lait de mauvaise qualité. En y joignant le calomel, on combat avantageusement les fermentations de l'intestin grêle que ne peut combattre le lavage.

Edg. Hirtz.

Le salol ne s'absorbe pas et n'est dédoublé que dans un milieu alcalin. Néanmoins, il donne de bons résultats, chez les dyspeptiques atteints de dilatation de l'estomac.

Albert Mathieu.

Dyspepsie intestinale. — Dans les formes douloureuses de la dyspepsie intestinale, on peut avoir recours aux bains chauds, aux applications émollientes sur le ventre, à la belladone.

Dyspepsie flatulente. — L'ipécacuanha, à faibles doses, est le meilleur des remèdes excito-moteurs :

1° En poudre : doses, 2 à 10 centigrammes après chaque repas, mais en fractionnant par plusieurs prises et en mélangeant au besoin avec le bicarbonate de soude, le quinquina ou le colombo en poudre, ou d'autres correctifs;

2° En teinture composée, suivant le mélange suivant :

Teinture d'ipécacuanha	àà 10 gr.
— de colombo	
— de gentiane	

On calcule la dose de façon à prescrire des doses correspondantes à celle de la poudre d'ipécacuanha, et à éviter toute nausée et tout vomissement. Ce calcul est facile, en se rappelant que la teinture d'ipécacuanha est titrée au 1/5e ;

3° En pastilles : doses, 2 à 5 après chaque repas.

Dyspepsie nervo-motrice. — Chez les dyspeptiques nervo-moteurs, lorsque la flatulence gastro-intestinale prédomine, faire prendre le matin à jeun ou bien un certain temps, une demi-heure, avant le repas, dans un verre d'eau de Saint-Galmier, un des paquets suivants :

Sulfate de soude	10 gr.
Chlorure de sodium	20 —
Bicarbonate de soude	20 —

Pour 10 paquets.

Dyspepsie neurasthénique. — On peut distinguer trois formes :

1° La dyspepsie vaso-motrice, avec ou sans hypochlorhydrie ;

2° L'hyperchlorhydrie ;

3° L'hypochlorhydrie et stase gastrique permanente, avec ou sans hyperacidité organique.

1° *La dyspepsie vaso-motrice avec ou sans hypochlorhydrie* est la forme la plus fréquente : la langue est normale, l'appétit est conservé, le repas est suivi d'un bien-être remarquable, mais qui ne dure pas. Au bout de vingt minutes à une heure, survient la pesanteur épigastrique, la sensation de malaise général, la lourdeur de tête. Tous ces phénomènes durent de trois à quatre heures pour recommencer au repas suivant. A un degré plus grave, il s'y ajoute du ballonnement du ventre, des renvois inodores et sans aigreur. L'atonie porte autant sur l'intestin que sur l'estomac; mais les bruits anormaux qui caractérisent la distension des cavités digestives disparaissent après la digestion.

L'estomac, distendu et s'élevant vers le thorax, gêne les mouvements respiratoires et les contractions cardiaques, qui amènent alors des signes propres.

L'analyse du contenu de l'estomac montre que la digestion se fait dans des conditions normales, sans hyperacidité et sans fermentations anormales. Les phénomènes intestinaux, en dehors du ballonnement, sont : la constipation alternant avec des selles diarrhéiques, ou présentant les caractères de l'entérite pseudo-ou muco-membraneuse ; les hémorroïdes ne sont pas rares.

L'amaigrissement et la perte des forces qu'on observe dans certains cas justifient la division en *formes bénignes* et *formes graves*.

α. *Formes bénignes.* — Le malade ressent, au creux épigastrique, une douleur précoce, quelquefois tardive; il a de la flatulence, des renvois aigres, du pyrosis. Les douleurs tardives, en rapport avec la digestion intestinale, surviennent deux à trois heures après le repas, et siègent vers l'ombilic, donnant l'illusion de coliques, qui surviennent parfois la nuit et gênent le repos des malades.

β. *Formes graves.* — Elles peuvent par elles-mêmes provoquer l'inanition ou l'amener, en empêchant le malade de prendre des aliments en quantité suffisante.

On note quelquefois une diminution dans la production d'HCl, s'accompagnant ou non de fermentations anormales, exagérées. Celles-ci ne peuvent prendre de l'importance que si la stase des aliments dans l'estomac est accentuée, ce qui n'est pas la règle; lorsque cependant ces conditions se réalisent, on a la *dilatation de l'estomac* de Bouchard.

2° L'*hyperchlorhydrie* se rencontre chez les neurasthéniques, sous ses trois aspects :

Exagération de l'acidité chlorhydrique pendant les digestions.

Crises d'hypersécrétion chlorhydrique avec vomissements nerveux;

Hypersécrétion continue avec dilatation de l'estomac et stase permanente. Cette dernière forme est la plus grave, et s'accompagne souvent d'ulcère rond.

3° L'*hypochlorhydrie* n'est autre chose que la *dilatation de l'estomac* de Bouchard; elle est très rare et sa gravité prime sur la neurasthénie, dont l'importance disparait. Dilatation de l'estomac, aigreurs, vomissements, douleurs plus ou moins vives au creux épigastrique, acidité souvent supérieure à la normale, pas d'HCl libre, peu d'HCl combiné, peu de peptone, voilà ce qu'on trouve dans ces cas.

Marfan.

Dyspepsie des phtisiques. — On ne peut fixer à l'avance ni le régime ni les remèdes qui conviennent à l'estomac des phtisiques. Chaque malade a sa formule gastrique, qui peut varier suivant la période du mal. C'est tantôt le traitement de l'hyperpepsie, tantôt celui de l'hypopepsie, tantôt celui de la dilatation de l'estomac, tantôt celui des fermentations putrides qu'il faut mettre en œuvre. La suralimentation n'est légitime que lorsque le suc gastrique n'est pas trop insuffisant.

La seule indication thérapeutique spéciale à la dyspepsie des phtisiques, c'est celle qui découle de la fréquence des vomissements; celle-ci nécessite l'emploi des anesthésiques de l'estomac (créosote en solution faible, menthol et eau chloroformée).

E. Barié.

Prescrire :

Nº 1. Liqueur de Fowler	....	3 gr.
Teinture de noix vomique	....	8 —

XII à XV gouttes avant le repas.

Nº 2. Teinture de quinquina	...	⎫
— de colombo	....	⎬ ãã 5 gr.
— de gentiane	....	⎭
— de rhubarbe	....	3 —
— de noix vomique	.....	2 —

XV à XX gouttes avant chaque repas.

EMBARRAS GASTRIQUE.

Descroizilles.

Embarras gastrique, chez les enfants. — Infusions :

Nº 1. Rhubarbe	....	10 gr.
Eau sucrée	....	100 —
Sirop de chicorée	....	25 —
Nº 2. Mannite	....	10 gr.
Essence de citron	....	VI gouttes.
Sucre	....	15 gr.
Eau de tilleul	....	80 —

A prendre en une ou plusieurs fois.

Débarrasser l'intestin avec :

Huile de ricin	....	⎫ ãã 10 gr.
Miel	....	⎭
Eau de tilleul	....	70 —

S'il y a besoin de faire vomir l'enfant, prescrire :

N° 1. Émétique .... 2 centigr.
Poudre d'ipéca .... 80 —

En 4 paquets. A faire prendre dans du pain azyme à un quart d'heure d'intervalle.

N° 2. Poudre d'ipéca .... 1 gr.
Sirop d'ipéca .... 100 —

Une cuillerée à café, de quart d'heure en quart d'heure, jusqu'à effet vomitif.

Albert Mathieu.

La diète est un excellent moyen; il est bon tout au moins de ne donner qu'une alimentation légère.

Le régime lacté convient très bien; il ne donne que peu de prise aux fermentations.

Les vomitifs, les purgatifs ont aussi leur utilité; ils amènent l'évacuation de la matière peccante.

Quand il s'agit d'embarras gastrique fébrile surtout avec courbature généralisée, le sulfate de quinine à petites doses peut être réellement utile. Il est logique de donner de l'acide chlorhydrique dilué, par exemple un demi-verre ou même un verre de la solution d'acide chlorhydrique pur à 4 pour 1000, conseillé par Bouchard.

EMPOISONNEMENT PAR LES TOXINES.

Dujardin-Beaumetz.

Les toxines sont fabriquées par l'organisme ou apportées par l'alimentation. Elles peuvent exercer leur action sur le tube digestif, la cellule nerveuse, le cœur. C'est surtout la fatigue qui amène la production des toxines par la cellule vivante (surmenage, cœur forcé, tétanos du cerf). Donc, en pareil cas, prescrire le repos et un traitement thérapeutique et hygiénique.

I. Traitement thérapeutique. — Purgations qui permettront d'éviter la stercorémie ; antiseptiques qui retarderont la fermentation.

II. Traitement hygiénique. — Il comprend surtout les règles d'alimentation ; les dilatations de l'estomac et du gros intestin, les maladies des reins et du foie sont justiciables de ce traitement.

Voici les aliments permis :

En première ligne, le lait, seul et stérilisé ; si les reins sont très malades, on le coupera avec une eau très alcaline, Vals.

Ensuite les œufs, sous toutes les formes.

Puis la farine lactée, le racahout, les bouillies de blé, riz, maïs, orge, avoine, les potages, les panades passées, le riz, les purées de légumes, tous les légumes verts, surtout en purées (sauf peut-être les choux qui contiennent du soufre).

En ce qui concerne les viandes, il faut donner la préférence aux viandes bouillies et surtout aux viandes gélatineuses ; parmi les rôtis, celui de porc peut être prescrit de préférence, car, à la cuisson, c'est celui dont la température s'élève le plus.

Les fruits peuvent être autorisés sans crainte, mais cuits, sauf les fraises et le raisin, qu'on peut manger crus.

Comme boisson, vin blanc coupé avec de l'eau d'Alet, eau rougie ou lait.

L'alcool est interdit, de même que les mollusques, les crustacés, le poisson, le gibier, les fromages faits.

ENTÉRITE.

Germain Sée.

Entérite muco-membraneuse. — I. TRAITEMENT. — 1° *Évacuer l'intestin.* — Les purgatifs sont inutiles; l'emploi des laxatifs est préférable.

Employer des moyens mécaniques, tels que l'huile d'olives, en s'abstenant surtout de toute espèce de purgatifs.

2° *Calmer les douleurs* à l'aide du *Cannabis indica* ou des bromures de calcium ou de strontium :

Bromure calcique................	5 gr.

Pour combattre la faiblesse provoquée par le bromure, prescrire :

Chlorure calcique pur............	5 gr.
Eau..........................	50 —

potion dont on fera prendre une cuillerée délayée dans un verre d'eau, au commencement des repas.

On pourra prescrire l'opium sous toutes ses formes.

Pour le soulagement des crises aiguës, l'emploi du menthol donne de bons résultats. Faire prendre au malade, par cuillerée à soupe, la solution suivante :

Menthol.....................	0 gr. 10
Eau........................	180 —
Alcool.....................	Q. S.

3° *Atténuer les fermentations*, la formation des gaz et les putréfactions, au moyen du phosphate, du salicylate et du biborate de soude combinés; le benzo-naphtol sera exclu.

Ne pas employer les carminatifs, ni le charbon qui peut blesser la muqueuse intestinale.

L'acide salicylique sera donné à la dose de 0 gr. 20; le phosphate de soude, à la dose de 4 grammes par jour.

II. Régime. — Il se rapprochera de la ration normale ; le choix des aliments variera selon que les malades sont des constipés habituels ou présentent de la diarrhée d'une façon incidente.

Les aliments de choix seront, en général, les viandes fortes, le jambon, la charcuterie, le gibier, les œufs demi-durs, puis le lait, les pommes de terre en purée ou cuites à l'eau, le riz peu cuit et pimenté. Les fruits ne présentent pas d'avantages.

Comme boissons, permettre l'eau et le thé à volonté ; proscrire les eaux gazeuses et l'alcool ; on n'aura recours à ce dernier que temporairement, sous forme de grogs chauds et en cas de mauvaise digestion. Les vins blanc et rouge seront absolument interdits.

Potain.

Entérite des phtisiques. — I. Traitement prophylactique. — Faire l'éducation des malades pour les empêcher d'avaler leurs crachats. Ces derniers doivent être reçus dans un crachoir humide, qui est nettoyé par un lavage à l'eau bouillante. Il est très dangereux de laisser les produits de l'expectoration se dessécher à l'air libre.

Éviter de prendre des aliments où peuvent se trouver des bacilles. C'est le lait qui est surtout à redouter ; on peut éloigner tout danger, en le faisant bouillir.

II. Traitement symptomatique. — Le traitement médical est difficile, pénible, surtout quand la diarrhée devient colliquative.

Au début, choisir les aliments, en évitant de fatiguer l'estomac. Bien que la suralimentation donne quelquefois des succès, elle ne réussit que quand les substances alimentaires sont absorbées. Mesurer la capacité digestive de chaque malade et rechercher de même, pour chacun d'eux, les aliments qui conviennent le mieux. Une mastication suffisante est nécessaire. D'une manière générale, éviter les aliments qui contiennent une grande quantité de fibres et choisir surtout les purées et les féculents.

Quand cela ne suffit pas, chercher à arrêter la diarrhée par des moyens artificiels. La pancréatine peut être utile pour aider la digestion ; de petites quantités suffisent, car il semble qu'il s'agisse d'une mise en train de l'acte digestif. Y joindre les amers.

En tête des agents médicamenteux proprement dits, se place le tannin. Son seul inconvénient est qu'il irrite l'estomac; de plus, il a quelquefois un goût détestable. Le goût spécial manque dans le tannin à l'alcool, que l'on doit employer en solution assez étendue, 2 pour 100. Une cuillerée à café de cette solution contient 0,10 de tannin. Atteindre par jour 50 centigrammes, 1 gramme et quelquefois plus. Donner ce médicament en plusieurs fois, dans de la tisane de fleurs d'oranger, qui masque le goût.

Mais les malades se fatiguent vite, quand le succès n'est pas immédiat; aussi emploiera-t-on comme succédanés le cachou, le ratanhia, le kina, etc.

Quand l'acidité de l'estomac est exagérée, l'eau de chaux est utile, à la dose de 100, 150, 200 grammes par jour.

Un agent pour ainsi dire indispensable est l'opium. Il calme l'irritation, modère les flux et fait disparaître la douleur. Quand on le donne par le rectum, choisir le laudanum. Quand on le donne par l'estomac, recourir à la thériaque, au diascordium. On obtient de meilleurs effets de la thériaque que du laudanum.

Le diascordium est un peu plus astringent. On le donne souvent mélangé au sous-nitrate de bismuth qui agit par absorption.

Quand les phénomènes de phlegmasie dominent,

révulsifs cutanés : badigeonnages de teinture d'iode, cataplasmes sinapisés et même vésicatoires.

Jaccoud.

Entérite tuberculeuse.—On obtient de bons résultats en faisant prendre, dans la diarrhée du début, un ou deux verres d'eau purgative saline.

Hayem.

Entérite aiguë. — Purgatifs, diète, boissons mucilagineuses; opiacés; cataplasmes sur le ventre; traitement de la cause.

Chez les enfants, décoction blanche de Sydenham.

Entérite cholérique. — Boissons glacées, toniques, alcooliques; opium à l'intérieur, ou injections sous-cutanées de morphine.

Entérite tuberculeuse. — Employer l'acide lactique. Ne pas craindre d'en élever les doses jusqu'à 4 et 8 grammes par jour.

Grancher.

Entérite des enfants. — Administrer d'abord le calomel.

Administrer ensuite le salol : le salol est un bon antiseptique dans les affections intestinales; quelquefois, il est inefficace : il est bon alors de l'associer à un autre antiseptique; rarement le salol produit l'intoxication : il est nécessaire, par conséquent, de bien déterminer les limites, au dela desquelles son administration peut être dangereuse. Quant aux doses auxquelles il faut administrer le salol, se guider d'après l'individualité de chaque malade.

Employer les bains froids à la température de 30 à 32°. Ces bains doivent être administrés, dès que la température de l'enfant dépasse 39°,5.

Dieulafoy.

Entérite tuberculeuse. — Elle est souvent rebelle au traitement. Le sous-nitrate de bismuth à hautes doses, 10 à 20 grammes par jour, l'eau de chaux très légèrement morphinée, les boissons albumineuses, le nitrate d'argent en pilules, sont les moyens habituellement mis en usage; on leur associe avec avantage une alimentation dans laquelle la viande crue convenablement préparée joue le principal rôle.

La cure de Plombières rend de réels services.

Debove.

Entérite tuberculeuse. — Prescrire la poudre de talc à hautes doses. On fait prendre 100 et 200 grammes de poudre de talc, mélangée au lait.

La diarrhée diminue et cesse même, après quelques jours de traitement.

Dujardin-Beaumetz.

Entérite pseudo-membraneuse. — La muqueuse intestinale s'élimine par lambeaux épithéliaux et les personnes qui en sont atteintes, de préférence des femmes et des arthritiques, rendent des vases entiers de peaux blanchâtres, qu'on ne parvient que très difficilement à diminuer. On constate souvent de la dilatation intestinale et un état névropathique, spécial, analogue à la neurasthénie gastrique, qui peut être attribué à la pénétration dans l'économie de toxines, dont l'absorption plus rapide est favorisée par le dépouillement épithélial.

Employer les liquides antiseptiques, l'huile de ricin et le régime végétarien. Le chlorate de potasse, que l'on a recommandé par analogie, à cause de son emploi dans les fausses membranes de la gorge, n'a rien donné.

Les irrigations intestinales, avec 10 grammes de teinture d'iode, donnent quelquefois une légère amélioration, mais ne suppriment pas la chute épithéliale.

Le benzo-naphtol, qui représente un progrès réel, mais qui n'agit vraiment bien que lorsqu'il est donné à haute dose, 2 ou 3 grammes par jour, doit ici céder le pas au salol, cet admirable médicament qui rend tant de services, et au salicylate de bismuth, qui agit surtout dans le gros intestin. Ils n'ont d'inconvénients que lorsque le rein est malade.

Entérite des enfants. — L'opium est une substance anexosmostique par excellence ; en même temps, il affaiblit les mouvements péristaltiques. Mais il faut être extrêmement prudent avec le laudanum. Il ne faut pas dépasser I à II gouttes.

Jules Simon.

Entérite simple des enfants. — I. Régime. — Diète lactée absolue ; espacer les tétées et au moment de chacune d'elles, donner une cuillerée à café d'eau de Vals (Saint-Jean).

Maintenir l'enfant au lit, les jambes enveloppées de ouate et de taffetas gommé.

II. Traitement. — Prescrire la potion suivante :

Laudanum de Sydenham....	I à II gouttes
Craie......................	1 gr.
Sous-nitrate de bismuth....	4 —
Julep gommeux............	120 —

F. s. a. — Administrer toutes les heures une cuillerée à café.

Au premier signe d'intoxication, suspendre l'administration du laudanum et donner :

Sous-nitrate de bismuth	4 gr.
Eau de mélisse	5 —
Malaga	10 —

M.

S'il se produit un léger narcotisme, donner 1 à 2 cuillerées à café d'infusion légère de café.

Il est souvent utile de faire des fomentations sur le ventre avec :

Huile de camomille	ââ p. é.
— d'amandes douces.......	

M.

Albert Mathieu.

Entérite muco-membraneuse. — L'huile de ricin, par petites doses répétées presque chaque matin, est peut-être ce qui donne les résultats les plus satisfaisants. On peut l'administrer en capsules.

ENTÉRO-COLITE.

Hayem.

L'acide lactique n'agit pas très efficacement, parce qu'il en parvient des doses trop faibles dans le gros intestin.

Dieulafoy.

Entéro-colite chronique de forme diarrhéique. — D'abord, prescrire le régime lacté; si le lait est mal toléré, lui adjoindre quelques alcalins (eau de chaux, eau de Vichy). Prescrire la préparation suivante :

Eau de chaux....................	200 gr.
Chlorhydrate de cocaïne.........	0 — 02
— de morphine........	0 — 01

Prendre cinq grandes cuillerées par jour.

Dans certains cas, la viande crue peut être associée au régime lacté ou le remplacer.

Les purgatifs salins, à très petites doses, 5 à 8 grammes de sulfate de soude, tous les matins, donnent de bons résultats.

ÉTRANGLEMENT INTERNE.

Félix Guyon.

I. Traitement médical. — Il ne faut pas s'y attarder, l'expectation aurait des dangers; en cas d'insuccès, il faut arriver de suite au traitement chirurgical.

II. Traitement chirurgical. — Deux méthodes s'offrent au chirurgien : la *laparotomie*, l'*entérotomie*. En tenant compte des contre-indications, on doit renoncer à la laparatomie, si l'on n'est pas sûr d'une antisepsie réelle, si le sujet n'a pas de forces suffisantes, si le météorisme est trop prononcé. Dans ce cas, alors même que l'on connaîtrait exactement le siège et la nature de la lésion, il faut avoir recours à l'entérotomie.

1° *Laparotomie.* — L'absence des grandes contre-indications autorise la laparotomie; celle-ci sera, au besoin, exploratrice. Si l'obstacle peut être levé, l'opération deviendra curative. Et si, au contraire, l'obstacle (rétrécissement, cancer) n'est pas susceptible d'être levé, on fera l'entérotomie.

2° *Entérotomie.* — Elle pourra être l'aboutissant de l'opération; elle peut aussi lui servir, pour ainsi dire, de prélude. Que l'ouverture de l'intestin soit suivie des manœuvres de recherches, faites immédiatement ou au bout de quelques jours, elle pourra corriger les inconvénients si graves auxquels on se serait heurté en faisant d'emblée la laparotomie, alors que la plénitude de l'intestin la rend si difficile et si périlleuse. De la sorte, l'entérotomie permet d'arriver dans de bonnes conditions à l'opération radicale.

FIÈVRE GASTRIQUE.

Bouchard.

Mettre le malade à la diète; donner, suivant le cas des boissons acidulées, quelques verres d'une boisson composée de :

Acide chlorhydrique.............	4 gr.
Eau.............................	1 litre

FOIE FLOTTANT.

A. Mathieu.

Si le déplacement n'occasionne qu'un peu d'ictère, prescrire une ceinture pour obvier aux douleurs qui se produisent pendant les mouvements de la malade.

Si les symptômes deviennent graves, pratiquer une laparotomie avec hépatopexie.

FOIE (MALADIES DU).

Bouchard.

Le type de l'urine hépatique est une urine rare, fortement colorée, renfermant fréquemment du pigment biliaire en quantité variable, laissant déposer un sédiment abondant, souvent très coloré, contenant peu d'urée et beaucoup d'acide urique. Souvent, la quantité d'urine devient très minime, insuffisante pour entraîner au dehors les déchets de la désassimilation, en général peu solubles.

Il suit de là que l'emploi des diurétiques est indiqué dans un grand nombre des maladies du foie.

En tête de cet ordre de médicaments, placer le calomel à la dose de 2 centigrammes par jour.

Millard.

Prescrire les diurétiques ; employer à la fois le nitrate de potasse, l'acétate de potasse, l'oxymel scillitique, le sirop des cinq racines.

Huchard.

Administrer tous les quinze jours quatre paquets de 0 gr. 20 de calomel, en un jour. On évite ainsi la stomatite mercurielle.

GASTRALGIE.

Germain Sée.

Prescrire une solution antigastralgique :

Bromure de strontium cristallisé ..	20 gr.
Eau distillée....................	300 —

Un gramme de sel par cuillerée à bouche; 2 à 6 par our.

Hayem et Mathieu.

Gastralgie nerveuse des phtisiques. — Elle est indépendante de l'hyperchlorhydrie et justiciable, s'il existe de la constipation, des laxatifs (magnésie, cascara, séné, etc.), et dans tous les cas, de l'antisepsie gastro-intestinale :

N° 1.	Salicylate de bismuth	0 gr. 50
	Bicarbonate de soude......	0 — 60
	Benzo-naphtol............	0 — 30
	Charbon pulvérisé	0 — 15

F. s. a. pour 1 cachet; prendre 1 cachet avant chaque repas.

N° 2.	Salol	0 gr. 40
	Charbon pulvérisé.........	0 — 15

F. s. a. pour 1 cachet; prendre 1 cachet avant chaque repas.

Une heure après celui-ci, administrer une cuillerée à soupe d'une potion éthérée et bromurée :

Bromure de sodium.............	10 gr.
Eau distillée de fleurs d'oranger ..	30 —
Éther sulfurique...............	2 —
Eau distillée..................	120 —

Dujardin-Beaumetz.

Prescrire :

Eau chloroformée saturée	150 gr.
Hydrolat de fleurs d'oranger......	140 —
Teinture de badiane............	10 —

Mêlez. — Une cuillerée à soupe de quart d'heure en quart d'heure, au moment des crises douloureuses.

Descroizilles.

Gastralgie de l'enfance. — Prescrire :

Chloroforme...............	X gouttes
Sirop de sucre.............	20 gr.
Eau......................	100 —

M. s. a. — Par cuillerées à café.

Jules Simon.

Gastralgie des enfants. — Prescrire :

Teinture de colombo..........		10 gr.
— de belladone......	ãã	5 —
— d'aconit..........	ãã	5 —
Elixir parégorique..........	ãã	5 —

F. s. a. — V à X gouttes avant les repas, à partir de 5 à 6 ans.

Préparations ferrugineuses.

Recommander les bains de mer, l'exercice au grand air.

Huchard.

Gastralgie névrosique. — Donner jusqu'à 20 grammes d'alcalins par jour.

Gastralgie de la chlorose. — On a la ressource des pilules au tartrate ferrico-potassique. En voici deux bonnes formules : la première est mieux indiquée contre la chlorose gastralgique ; la seconde, quand il y a constipation et apyrexie.

N° 1. Tartrate ferrico-potassique...		10 gr.
Extrait de gentiane.........		8 —
— de noix vomique....	ãã	0 — 25
— thébaïque..........	ãã	0 — 25

Pour 100 pilules; prendre 2 pilules avant chaque repas.

Nº 2. Extrait de noix vomique....	0 gr. 50
— de quinquina.......	àà 5 —
— de gentiane.........	
— de rhubarbe........	
Tartrate ferrico-potassique..	
Huile essentielle d'anis......	V gouttes
Glycérine..................	Q. S.

Pour 100 pilules, prendre 2 pilules au commencement de chaque repas, soit 4 à 6 par jour.

L'arsenic augmente la production de globules rouges.

De plus, c'est un stimulant de la nutrition; il convient donc plutôt dans les formes où l'anémie est très marquée. On le considérera donc, non pas comme un succédané, mais comme un adjuvant de la médication martiale. C'est pourquoi il est indiqué dans la chlorose de la ménopause, sous la forme d'eaux minérales arsénicales : La Bourboule, Plombières, le Mont-Dore, sous celle des liqueurs classiques de Fowler ou de Pearson, ou en pilules comme les suivantes :

Arséniate de soude..............	0 gr. 10
Glycérine......................	Q. S.
Extrait de quinquina...........	àà 10 gr.
— de gentiane.............	

Pour 100 pilules; prendre 2 pilules au début des deux repas principaux.

J. Chéron.

Gastralgie menstruelle. — Prescrire :

Bromure de potassium.........	4 gr.
Teinture d'aconit.............	1 —
Chlorhydrate de morphine......	0 — 02
Eau distillée.................	95 —

Une cuillerée à café, toutes les heures, au moment des crises jusqu'à sédation.

Traiter l'endo-cervicite : dilatation et attouchement, pendant cinq minutes, avec une solution de cocaïne au 1/20e.

De Beurmann.

Prescrire les potions suivantes :

N° 1.	Eau chloroformée saturée...	150 gr.
	— de fleurs d'oranger.....	50 —
	— distillée...............	10 —
N° 2.	Eau chloroformée saturée....	80 gr.
	— de menthe.............	20 —
	Sirop d'opium.............	50 —

Une cuillerée à dessert tous les quarts d'heure.

Gilbert Ballet.

Gastralgie hystérique. — I. TRAITEMENT PSYCHIQUE. — Psychothérapie : magnétisme, hypnotisme, suggestion, fascination.

II. RÉGIME. — Suralimentation.

H. Rendu.

Gastralgie névrosique. — La gastralgie névrosique, névrose pure de l'estomac, peut revêtir trois types principaux :

1° *Paroxysmes*, caractérisés par une douleur insupportable à l'épigastre, survenant brusquement et allant en diminuant;

2° *Hypersécrétion habituelle, hyperpepsie* de Hayem, *hyperchlorhydrie* de Germain Sée, qui présente deux formes cliniques suivant que l'hypersécrétion est périodique ou continue;

3° *Dyspepsie continue avec ou sans vomissements.*

Dans les paroxysmes, la morphine calmera les douleurs et ralentira la sécrétion gastrique. Le lavage de l'estomac, le lait en abondance et le bicarbonate de soude donnent aussi de bons résultats.

L'hyperchlorhydrie sera neutralisée par les alcalins à hautes doses. Enfin, calmer le système nerveux par l'hydrothérapie et par la suppression des causes d'excitation ou de préoccupation.

Si la maladie est d'origine réflexe (affections intestinales ou utérines), s'attaquer aux causes premières.

GASTRITE.

Debove.

Gastrite aiguë. — La gastrite aiguë est justiciable du lavage de l'estomac, avec de l'eau pure ou chargée de principes médicamenteux antiseptiques, tels que la résorcine bi-sublimée (1 à 2 p. 100), l'acide borique, etc.

On peut avantageusement substituer les alcalins aux antiseptiques, et le lavage est encore le moyen le meilleur et le moins pénible, pour le malade, de débarrasser l'estomac des produits de fermentation, des débris alimentaires et des micro-organismes qui l'irritent.

Dujardin-Beaumetz.

Gastrite chronique. — Le condurango blanco est une sorte de spécifique. Recommander surtout la poudre d'écorce de racine de condurango à la dose de 1 gramme après chaque repas, ou encore l'extrait fluide de condurango, à la dose de XX gouttes après le repas, matin et soir.

Audhoui.

I. Traitement externe. — Applications émollientes. Grands bains, si la douleur est vive. Sangsues à l'épigastre.

II. Régime. — Régime lacté. Aliments liquides. Boissons acidulées fraîches.

GASTRO-DUODÉNITE.

Dujardin-Beaumetz.

Régime. — Mastiquer lentement, rapprocher les repas de manière à en faire quatre par jour, deux grands et deux petits.

1° *Aliments.* — Interdire les aliments irritants; proscrire les viandes, sauf celles qui sont très cuites et gélatineuses; interdire surtout celles qui sont putrescibles, telles que le gibier, les poissons, les mollusques et les crustacés.

Soumettre les malades à un régime composé d'œufs, de féculents, de légumes verts et de fruits.

2° *Boissons.* — Défendre toute boisson alcoolique et insister sur l'usage soit de l'eau, soit du lait. Pour les malades qui ne peuvent supporter la suppression absolue de l'alcool, permettre un peu de vin coupé avec de l'eau, ou bien une cuillerée à café d'eau-de-vie dans un verre d'eau. Les eaux alcalines sont, pour ainsi dire, obligatoires, afin de diminuer la gastro-entérite en abaissant l'acidité du suc gastrique.

GASTROPATHIES DES TUBERCULEUX.

Potain.

Au point de vue clinique, il faut distinguer : la *dyspepsie initiale* ou *prémonitoire* (syndrome gastrique initial de Marfan), la *gastrite terminale* et la *gastropathie* par compression du pneumogastrique (Guéneau de Mussy).

D'où, des indications thérapeutiques différentes à remplir.

Dyspepsie prémonitoire. — Trois symptômes dominateurs : la perte d'appétit complète ou partielle ; la douleur stomacale à forme gastralgique ; la flatulence et les régurgitations, symptômes auxquels s'ajoute bientôt la toux, suivie de vomissements.

1° Contre l'*inappétence*, prescrire les amers : colombo, gentiane, noix vomique, etc. La formule favorite est une mixture ainsi composée :

Teinture de colombo.........	} ãã 4 gr.
— de gentiane.........	}
— de noix vomique..........	1 —

Dose : avant chaque repas, V à XX gouttes dans une petite quantité de liquide.

Il faut faire ingérer les amers, quand l'estomac est à jeun, avant les repas conséquemment, si on veut combattre l'atonie de cet organe. Leur emploi est, au besoin, complété par celui des ferments digestifs (pepsine, pancréatine) et par l'administration des acides minéraux.

Donner ces derniers après les repas : l'acide chlorhydrique à la dose de II gouttes, l'acide phosphorique par prises de 2 grammes et sous la forme de phosphate acide de chaux.

2° Il faut calmer la *douleur*. L'opium a l'inconvénient d'augmenter la constipation, déjà exagérée chez ces malades. Il faut prescrire la morphine en pilules, ou bien, quoique ce remède soit moins fidèle, la teinture de belladone.

3° Contre la *flatulence* et les *régurgitations*, employer le charbon pulvérisé, seul ou associé au sous-nitrate de bismuth. Prescrire ce médicament, non point comme un absorbant, mais à titre de modificateur de la muqueuse gastrique. L'action qu'il exerce sur celle-ci est une action de contact. Il faut donc l'ordonner par petites prises répétées, et l'estomac étant vide, c'est-à-dire dans l'intervalle des repas.

4° Contre les *vomissements*, les inhalations d'oxygène constituent une médication utile, quand les remèdes précédents ont échoué. De même, l'alimentation par la sonde, mais sans aller jusqu'à la suralimentation, rend aussi des services, quand l'amaigrissement menace et que la répétition des vomissements conduit le tuberculeux à une inanition fatale.

Gastrite terminale des phtisiques. — L'intervention des moyens médicamenteux est infidèle. Il faut ménager l'estomac, qui est peu tolérant ; les acides, les amers et la suralimentation par les poudres de viande échouent. Le praticien est réduit à calmer, s'il le peut, la douleur et à lutter contre la dénutrition.

D'ordinaire, le régime lacté réussit le mieux, et encore, à condition de n'en point forcer les doses, d'additionner le lait avec de l'eau de chaux ou du bicarbonate de soude, et de fractionner les doses, en les faisant suivre par l'administration de la pancréatine.

Comme calmant, la morphine, et en plus, quoique ce moyen soit moins fidèle, la révulsion épigastrique par le vésicatoire temporaire ou les pointes de feu.

A cette période, il faut savoir se borner et user de tact thérapeutique.

Gastropathies par compression du pneumogastrique. — Les moyens médicamenteux échouent; cela s'explique: il ne s'agit plus de modifier des lésions gastriques; il faut frapper ailleurs.

Ces gastropathies ne sont justiciables que de la révulsion.

Appliquer un vésicatoire sur le point où la matité est la plus intense. Rapidement, dans les cas heureux, les quintes de toux et les vomissements s'atténuent; l'alimentation est tolérée; mais, pour compléter ces premiers effets thérapeutiques, pour les continuer, il faut répéter la révulsion. On y arrive par des cautérisations renouvelées, qui réduisent les amas ganglionnaires comprimant et irritant le pneumogastrique.

En résumé, le traitement raisonné des gastropathies des tuberculeux n'est point seulement une affaire de tact thérapeutique, c'est aussi une question de tact diagnostique.

GASTRORRHAGIE.

Dieulafoy.

Prescrire la glace, les boissons glacées, les boissons acidulées et alcoolisées, les astringents, les potions au perchlorure de fer et à l'eau de Rabel, les opiacés à petites doses.

Appliquer des vessies de glace sur l'estomac, des ventouses sèches en quantité aux membres inférieurs.

Millard.

Gastrorrhagie et péritonite des enfants. — I. Traitement interne. — Prescrire une potion avec 10 centigrammes d'extrait gommeux d'opium ou bien la potion de Todd.

II. Traitement externe. — Faire des injections de morphine, appliquer des vésicatoires, puis des cataplasmes laudanisés sur le ventre.

III. Régime. — Glace; peu de boissons, pas de vin. Diète.

Immobilité, autant que possible.

GASTROTOMIE.

Félizet.

Opération en deux temps. — Inciser d'abord la paroi abdominale et aller à la recherche de l'estomac, fixer l'estomac par des points de suture à la plaie cutanée. Quand il s'est établi des adhérences solides, et quand on n'a plus à craindre l'épanchement dans le péritoine des substances contenues dans l'estomac, ouvrir ce dernier et aller à la recherche du corps étranger.

L'extraction se fait ainsi avec une grande sécurité. Mais le malade reste porteur d'une fistule gastrique et ce genre d'infirmité est extrêmement difficile à guérir.

Polaillon.

Opération en un temps. — Aujourd'hui, grâce à une antisepsie rigoureuse et à quelques précautions, on opère en général en un temps; c'est-à-dire que l'on attire l'estomac hors de la plaie abdominale, on l'incise, on extrait le corps étranger, puis au moyen d'un certain nombre de sutures de Lembert, on assure l'occlusion de la plaie gastrique. On réduit alors l'estomac, après avoir nettoyé sa paroi externe, et on suture le péritoine et la paroi abdominale, sans plus s'inquiéter de la plaie gastrique, qui guérit en général fort bien.

Il suffit de maintenir le malade à la diète pendant trois jours au maximum, pour pouvoir ensuite compter sur la résistance de la suture de l'estomac et rétablir peu à peu l'alimentation.

Le risque n'est pas beaucoup plus grand que dans l'opération en deux temps et le malade n'a pas à redouter la persistance fâcheuse d'une fistule.

GAVAGE.

Debove.

Le gavage peut être appliqué au relèvement de l'état général des malades.

Chez beaucoup de dyspeptiques, la neurasthénie, l'anémie et la cachexie surviennent. Alors l'appétit se perd, les forces diminuent et l'état général s'aggrave malgré toutes les médications. Heureusement, la suralimentation par la sonde, le gavage, constitue un moyen héroïque, dont on constate rapidement les bons effets.

MANUEL OPÉRATOIRE. — Voici la manière de procéder :

Il est bien difficile de faire absorber aux patients la poudre de viande sans le secours du tube ; quelle qu'en soit la provenance, quelle que soit la manière de l'aromatiser, le dégoût est presque insurmontable.

Le tube Faucher, flexible, mou, présente quelques inconvénients.

Le tube demi-rigide, construit par Galante, offre une grande facilité d'introduction ; ce qui est important, surtout quand il s'agit de malades nerveux, qu'une première tentative infructueuse peut rebuter à tout jamais, malgré les exhortations de l'opérateur.

Le tube de Galante ne diffère du tube Faucher que par la partie destinée à être introduite dans le tube digestif; celle-ci est plus épaisse que le reste de l'instrument, sa grosseur varie suivant trois numéros, dont le plus fort mesure 14 millimètres.

Après avoir pratiqué un lavage de l'estomac, on introduit la sonde comme pour le lavage. Toutefois dans le cas d'ulcère, il est prudent de ne pas pousser le tube jusque dans l'estomac.

On verse, dans l'entonnoir du tube laissé en place, le mélange alimentaire suffisamment dilué.

On peut simplement faire de l'*alimentation artificielle*. Dans ce cas, on introduit du lait, du bouillon, des œufs, de la viande râpée, etc.

Il vaut mieux *suralimenter le malade*, c'est-à-dire faire pénétrer dans l'estomac une quantité d'aliments de beaucoup supérieure à celle que l'on ingère normalement et en permettre l'assimilation. On doit alors employer la poudre de viande qui représente, grâce à la perte d'eau qu'elle a subie, quatre fois son poids de viande crue. L'état de division extrême de la viande en rend la digestion facile. Comme véhicule on prend du lait, du bouillon, de l'eau et on délaye la poudre de viande jusqu'à consistance de bouillie claire.

On élèvera l'entonnoir aussi haut que possible et, quand tout le liquide sera descendu, on retirera rapidement le tube, en disant au malade d'avaler; quand l'opération est bien conduite, le sujet ne rend rien de ce qu'il vient d'absorber.

La quantité de poudre de viande doit être portée d'emblée à 50 grammes, ce qui représente environ 2 fortes cuillerées à bouche. On peut aller jusqu'à 100, 150 et même 200 grammes, mais ces doses sont rarement utiles et on emploie le plus souvent la dose de 50 grammes.

Ce gavage doit être fait le matin à jeun.

Si les malades présentent de l'hyperchlorhydrie ou de l'hypersécrétion, on peut adjoindre avec avantage, à la poudre de viande, de la craie préparée et du bicarbonate de soude, dans des proportions en rapport avec le degré d'acidité, ou la quantité de liquide sécrété par les glandes. On a reproché au bicarbonate de soude, administré ainsi au début du repas, d'activer la sécrétion stomacale : la chose n'est pas sûre ; mais il est certain que cette poudre amène un ballonnement quelquefois désagréable. S'il y a hypochlorhydrie, on fera prendre après le gavage un demi-verre de la solution d'HCl à 2 ou 4 pour 1000.

On peut ajouter à la poudre de viande des substances amylacées : de la poudre de lentilles ou des farines alimentaires. En chauffant l'amidon à 180 degrés, on obtient une substance soluble permettant l'introduction d'une grande quantité de matières hydro-carbonées sous un faible volume. La glucose et surtout la lactose, à la dose de 100 à 150 grammes par jour, seront substituées avec avantage aux féculents. Ce sont des amylacés tout digérés.

GLOSSITE EXFOLIATRICE MARGINÉE OU ECZÉMA DE LA LANGUE.

E. Besnier.

Certaines lésions de la langue, caractérisées par une desquamation de la muqueuse, formant des placards plus ou moins arrondis, peuvent être considérées comme étant de l'eczéma. Ces lésions peuvent être traitées par les pommades, comme des lésions cutanées.

Faire la prescription suivante :

Chlorhydrate de cocaïne........	0 gr. 05
Baume du Pérou................	1 —
Acide borique en poudre.........	1 —
Vaseline......................	40 —

Mêlez. Usage externe. Appliquer cette pommade deux fois par jour, au moyen d'un pinceau, sur les parties malades.

HÉMATÉMÈSE.

Albert Mathieu.

Immobiliser le malade. Ordonner le régime lacté. Donner d'une façon continue la glace par petits fragments. L'opium, les piqûres de morphine peuvent être utiles.

Comme hémostatiques, employer l'ergotine, en potion ou en injections sous-cutanées.

Dans les cas graves, on devra, pendant quelques jours, faire l'alimentation par le rectum.

Dans quelques cas, l'anémie produite par l'hématémèse pourra être si considérable, que la transfusion du sang deviendra nécessaire; c'est surtout avec l'ulcère rond que l'on est obligé de recourir à cette suprême ressource.

HÉMORRAGIE INTESTINALE DANS LA FIÈVRE TYPHOIDE.

Chantemesse.

L'hémorragie intestinale du début, celle des cinq à six premiers jours, nécessite l'usage du bain froid.

Il n'en est plus de même de l'hémorragie qui survient au moment de la chute des escarres ou plus tard. Elle doit faire proscrire complètement les bains.

HÉMORROIDES.

Dujardin-Beaumetz.

Prescrire le *Capsicum annuum* (piment), sous forme de pilules ou en poudre, à la dose de 75 centigrammes à 2 grammes par jour, ou bien à l'état d'extrait aqueux à la dose de 50 à 80 centigrammes, moitié le matin, moitié le soir (1).

HÉPATITE ALCOOLIQUE OU CIRRHOSE ALCOOLIQUE.

Bouchard.

Les purgations répétées sont souvent fatigantes et dépriment les malades ; elles sont en outre loin de valoir la sécrétion urinaire au point de vue de la dépuration organique ; elles éliminent une bien moindre quantité de matières extractives et de toxines.

En revanche, la médication par le calomel à petites doses compte de beaux succès. On peut le donner à la dose de 1 à 2 centigrammes tous les jours, ou de 3 à 5 centigrammes tous les deux jours, en y joignant l'usage du chlorate de potasse et une antisepsie buccale rigoureuse. Il semble que le calomel n'agisse pas seulement comme purgatif léger et comme diurétique, mais qu'il ait aussi une action plus profonde sur le fonctionnement et la nutrition de la glande hépatique, peut-être même sur le tissu de sclérose.

Millard.

Trois périodes dans les accidents inflammatoires : *Congestion du foie*, ou *hypertrophie simple*, *hyper-*

(1) Pour le traitement chirurgical, voyez Paul Lefert, *La pratique de la chirurgie*, Paris, 1894, p. 140 et suiv.

trophie du foie avec ascite, atrophie ultime du foie.

La guérison ne pourrait être obtenue qu'au début de la maladie, c'est-à-dire pendant la première période ou le commencement de la seconde; il importe donc de dépister et d'attaquer la maladie le plus près possible du début pour obtenir une guérison réelle. Tout dépend d'ailleurs de l'état d'intégrité de la cellule hépatique et les lésions de la cirrhose alcoolique qui s'étendent aussi bien aux rameaux d'origine de la veine-porte qu'aux rameaux intra-hépatiques peuvent être parfaitement tolérées si l'élément noble du foie est à peine intéressé.

1° **Congestion du foie**, avec tuméfaction de la glande. — C'est l'hypertrophie simple, provenant de l'infiltration embryonnaire.

A cette première période, par un bon traitement, la prolifération est susceptible d'arrêt et peut subir un processus résolutif, au lieu d'évoluer vers l'organisation conjonctive. Il reste toujours des traces de ce développement anormal, mais il est compatible avec la santé. Au surplus, les individus qui en sont atteints sont exposés aux récidives, s'ils retombent dans les abus alcooliques.

2° **Hypertrophie du foie**, entravant la circulation veineuse et amenant l'ascite. — Elle est encore susceptible de régression, bien que les lésions soient plus avancées. Jusque-là, on fait mieux d'appeler l'affection *hépatite chronique* plutôt que *cirrhose*.

1. Régime. — Au début, diète; s'en tenir au lait pur (3 litres de lait par jour).

Graduellement, y ajouter du thé, du café léger, du chocolat, des féculents, tapioca, semoule. Permettre du fromage frais, des œufs frais, des poissons, surtout des poissons à chair crémeuse, des viandes blanches, des huîtres. Peu à peu, le malade reviendra à son régime ordinaire.

S'abstenir de toute boisson fermentée, de cidre, de bière, de vin, de liqueur et de spiritueux.

A plus forte raison, proscrire les vins médicamenteux, car pour le sujet dont le foie a tendance à la dégénérescence cirrhotique, l'alcool reste toujours un poison.

II. Traitement. — Administrer comme diurétique la potion suivante, à prendre en 4 ou 5 fois, dans les vingt-quatre heures :

Baies de genièvre	10 gr.

Faire infuser dans :

Eau bouillante	200 gr.

Et ajouter :

Acétate de potasse	2 gr.
Nitrate de potasse	2 —
Oxymel scillitique	30 —
Sirop des cinq racines	30 —

Macération de digitale dix jours par mois.

Hebdomadairement, les malades se purgeront avec l'eau-de-vie allemande (20 gr.) ou de la résine de scammonée (1 gr.). Si l'on remarque du sang dans les selles, faire choix de l'huile de ricin.

Paracentèse, quand il y a une grande quantité de liquide, quand la dyspnée est menaçante et que la diurèse paraît insuffisante.

Ne jamais recourir à l'hydrothérapie ni à l'iodure de potassium.

Si le ventre tarde à désenfler, faire la ponction et, après trois ou quatre jours de repos, recommencer le traitement.

Dans la convalescence, les iodures alcalins s'opposeront à l'organisation des éléments jeunes du tissu conjonctif du foie.

Pour les malades qui restent pâles, adjoindre l'arsenic, les ferrugineux, les bains fortifiants.

Donner la strychnine, à la dose de 6 à 10 milligrammes, chaque jour, concurremment à une dose de 3 ou 4 grammes d'iodure alcalin. On peut produire ainsi des effets remarquables.

Sous l'action de cette médication, la diurèse devient abondante, l'œdème et l'ascite diparaissent, l'appétit se réveille et les forces renaissent.

3o **Atrophie ultime du foie.** — Elle est fatalement mortelle.

HYPERCHLORHYDRIE GASTRIQUE.

Germain Sée.

Au début, le régime lacté, quand les douleurs sont vives ou qu'il y a des symptômes d'ulcères; ne pas continuer trop longtemps le régime lacté exclusif.

Régler l'alimentation de la manière suivante : le matin, un verre de lait comme premier déjeuner; deux repas, à midi et à 7 heures, mais le repas du soir très léger, pour tâcher de prévenir la crise nocturne douloureuse. Combattre cette dernière par une légère collation; en donnant un verre de lait, au moment des crises nocturnes, on obtient d'excellents effets.

Le lait et les œufs neutralisent l'acide chlorhydrique, en le faisant entrer en combinaison avec l'albumine.

Debove.

Substituer au bicarbonate de soude un sel moins soluble et moins rapidement attaqué par l'acide chlorhydrique, le carbonate de chaux, par exemple.

On évitera ainsi le dégagement, trop brusque de l'acide carbonique dans l'estomac, en même temps que le sel calcaire déposé formera un bon pansement de la muqueuse. Prescrire alors :

Bicarbonate de soude........	āā 25 gr.
Craie préparée..............	

Mélanger avec soin et diviser en 50 paquets. — Un paquet toutes les demi-heures pendant les quatre heures qui suivent chaque repas.

Pour remédier à la *constipation*, une à deux cuillerées à soupe de magnésie calcinée, chaque jour.

Hayem.

Le traitement de l'hyperchlorhydrie par les *alcalins* donne des résultats remarquables dans la grande majorité des cas.

Au lieu de prescrire les alcalins en nature, on peut les administrer sous forme d'eaux minérales. Vichy occupe la première place parmi les stations favorables aux hyperchlorhydriques. Les eaux de Vichy produisent des effets plus marqués et surtout plus durables que le bicarbonate de soude, à la condition toutefois, qu'elles soient prises sur place. Ce résultat est peut-être dû à ce que l'usage de l'eau minérale naturelle et tiède facilite l'absorption des principes actifs du médicament. En tous cas, tout comme les alcalins, il faut l'administrer à fortes doses.

Vals peut rendre les mêmes services que Vichy.

Le sulfate de soude, à dose assez forte (4 à 6 gr.), dissous dans un verre d'eau tiède et pris le matin à jeun, pendant trois ou quatre semaines, amène une diminution notable dans l'abondance et l'acidité de la sécrétion. On pourra donc avec avantage l'associer au bicarbonate de soude dont il paraît corroborer l'action.

Il est, le plus souvent, inutile d'instituer d'autres médications que les alcalins contre l'élément douleur.

Quelquefois, cependant, les malades sont incomplètement soulagés. Il faut alors recourir à l'emploi des *nervins* et des médicaments dont les propriétés sédatives sont aujourd'hui reconnues.

Parmi les nervins, les opiacés tiennent le premier rang. On peut les prescrire sous leurs différentes formes : l'extrait thébaïque (5 à 15 centigr. en potion ou en pilules), le laudanum de Sydenham (IV à V gouttes), les gouttes noires anglaises; ou bien le chlorhydrate de morphine (5 milligr. à 1 centigr.), les gouttes blanches de Gallard :

Chlorhydrate de morphine.....	0 gr. 10
Eau de laurier-cerise.........	5 —

à la dose de I à II gouttes sur du sucre, avant les repas.

Toutefois, il ne faut pas abuser des opiacés dans l'hyperchlorhydrie. En effet, l'opium est un excitant stomacal, qui augmente à la fois la proportion d'acide chlorhydrique libre et l'hypersécrétion gastrique.

Huchard.

Se garder d'administrer la quinine, qui ne produirait aucun effet et serait même nuisible, ou d'ordonner des calmants (opium, injections de morphine, antipyrine, vésicatoires morphinés, etc.). Voilà ce qu'il ne faut pas faire.

Comme les douleurs sont dues à l'hyperacidité gastrique (forme de dyspepsie acide), chercher, par les alcalins à hautes doses, à neutraliser cette hyperacidité. Voilà ce qu'il faut faire.

Pour remplir ces diverses indications, instituer un traitement *hygiénique*, un traitement *local* et un traitement *général*.

I. TRAITEMENT HYGIÉNIQUE. — 1° Éviter les émotions, les préoccupations, le surmenage intellectuel ; se garder aussi bien des fatigues cérébrales dues au travail que de celles tenant à la vie mondaine. Ne pas travailler après le repas, mais, après un repos d'une demi-heure, faire un exercice modéré. Défendre le tabac, car il a une action nocive sur la motilité.

2° Prescrire le laitage, à petites doses, un verre par exemple, pour calmer les douleurs nocturnes (additionner le lait d'eau de Vichy ou d'eau de chaux) ; recommander les viandes hachées, les œufs.

3° Les malades doivent mâcher soigneusement leurs aliments.

4° Supprimer dans l'alimentation : l'alcool, le thé, le café, les condiments, les mets épicés, les salades, les cornichons, enfin les acides, qui exagèrent la sécrétion gastrique ; le gibier, la charcuterie, les salaisons, les fromages faits, pour la même raison. Les féculents, les légumes verts riches en cellulose (choux) sont nuisibles parce qu'ils sont très mal digérés dans un estomac qui contient trop d'acide chlorhydrique ; ils s'y accumulent et le dilatent. Aussi la dilatation est-elle très fréquente, dans l'hyperchlorhydrie. Supprimer les pâtisseries, les corps gras, le pain frais et les remplacer par du pain grillé.

Dans certains cas, permettre le vin, mais n'en donner que fort peu, et de préférence du vieux vin rouge, riche en tannin. Comme bières, choisir les bières à fermentation haute, l'extrait de malt. Dans l'hyperchlorhydrie avec dilatation, recommander le régime sec et l'emploi des lavements aqueux pour calmer la soif.

5° Supprimer les eaux de table, qui en raison de l'acide carbonique dont la plupart sont chargées, peuvent provoquer et entretenir la dilatation gastrique. Préférer les eaux indifférentes : Evian ou Alet.

6° Faire un repas très léger et peu copieux le soir, afin d'éviter la crise nocturne ; faire pendant la nuit une petite collation.

Les repas seront donc au nombre de quatre ou cinq, et réglés de la manière suivante : le matin, un verre de lait ; à 11 heures, déjeuner avec des œufs et de la viande hachée ; dans la journée, vers 3 heures, une tasse delait ; le soir, à 7 heures, un léger repas composé de laitage, d'un œuf et d'un peu de viande ; enfin, pendant la nuit, une ou deux tasses de lait.

II. Traitement local. — 1° L'indication locale consistant à neutraliser l'hyperacidité gastrique, prescrire les alcalins à hautes doses (10 à 20 gr. par jour), surtout à distance des repas, quand les douleurs deviennent intenses. Employer de préférence le bicarbonate de soude dilué dans des boissons chaudes et théiformes ; cependant, le bicarbonate de soude pourrait être remplacé avec avantage par la magnésie décarbonatée.

Mais le bicarbonate de soude est soluble ; la craie ou carbonate de chaux ne l'est pas ; celle-ci joint donc à ses propriétés alcalines l'avantage de former un enduit protecteur à la surface de la muqueuse, comme le fait le sous-nitrate de bismuth. On peut donc recommander la formule suivante :

Bicarbonate de soude.............	50 gr.
Craie préparée..................	50 —

Pour 50 paquets. Un paquet toutes les heures, pendant quatre heures, en commençant immédiatement après chaque repas.

2° Pour combattre l'*atonie intestinale* et la *constipation*, prescrire des pilules de podophylline (3 centigr.), de la magnésie anglaise (une cuillerée à bouche, de temps en temps le matin), de la poudre de réglisse composée (1 à 2 cuillerées à café par jour). Mais, parmi tous ces laxatifs, choisir de préférence la magnésie, dont l'effet s'ajoute à celui du bicarbonate de soude pour alcaliniser davantage encore le suc gastrique.

Comme il y a souvent *acholie*, au moins relative, voici encore une bonne formule pour combattre la constipation et l'atonie gastro-intestinale :

Benzoate de soude..............	4 gr.
Poudre de rhubarbe............	3 —
— de noix vomique........	0 — 25

Pour 10 cachets. Prendre 2 ou 3 cachets par jour. Le benzoate de soude agit à titre de substance alcaline et cholagogue.

Contre les *vertiges*, prescrire l'opium à petites doses, II à III gouttes de laudanum ou quelques centigrammes de poudre de Dower.

Contre les *intermittences cardiaques*, administrer le bromure de potassium.

Contre l'*anémie* et les symptômes nerveux, prescrire le tartrate ferrico-potassique.

Tartrate ferrico-potassique....	5 centigr.
Poudre de rhubarbe..........	5 —
Extrait de quinquina.........	20 —

Pour 1 pilule; 1 avant chaque repas.

Ce n'est souvent qu'après la guérison de l'état hyperchlorhydrique que l'on pourra recourir à l'administration des préparations martiales.

Chez les nerveux, employer l'hydrothérapie, en se servant des douches chaudes, et le massage. Le massage de l'estomac est contre-indiqué.

3° Faire quelques lavages avec des liquides alcalins, lorsqu'il y a dilatation.

4° Parmi les eaux minérales pouvant convenir,

placer en première ligne Vichy et Carlsbad, les premières étant supérieures aux secondes; puis Vals, Pougues, Alet, Saint-Nectaire, Châteauneuf.

III. Traitement général. — 1° Défendre le surmenage, ordonner le repos, et prescrire contre l'état nerveux les eaux de Néris et l'hydrothérapie.

2° Prescrire les eaux ferrugineuses (Bussang, Orezza), ou même les pilules toni-ferrugineuses, d'après cette formule :

Extrait de quinquina..........	5 gr.
— de gentiane...........	5 —
— de rhubarbe...........	5 —
Tartrate ferrico-potassique.....	5 —
Extrait de noix vomique......	0 — 50
Huile essentielle d'anis.........	V gouttes
Glycérine...................	Q. S.

Pour 100 pilules. Prendre 2 pilules au commencement de chaque repas.

Comme stations hydro-minérales, choisir Luxeuil, Bagnoles (de l'Orne), Luchon, etc. (1).

Albert Robin.

Comme eaux minérales, prescrire surtout celles de Vichy, en choisissant les sources qui contiennent le moins d'acide carbonique, celle de l'Hôpital, par exemple. Donner, pour commencer, environ 120 grammes, deux fois par jour, en laissant échapper un peu de gaz avant de boire. Dans les eaux de Vals, prescrire celles des sources Précieuse et Désirée. La source de Saint-Louis d'Olette (Pyrénées-Orientales) ou la source Mahourat de Cauterets seraient très utiles.

(1) Voyez De la Harpe, *Formulaire des eaux minérales*, Paris, 1894.

Dans certains cas, faire d'abord une saison à Aix (douches et massage) et aller ensuite à Vichy.

Les cures de raisin, 500 à 800 grammes par jour, sont parfois suivies de bons résultats.

A. Mathieu.

1° Ce qui constitue l'hyperchlorhydrie, c'est l'hyperacidité d'origine chlorydrique, que l'HCl soit libre ou combiné. L'heureuse influence de la médication par les alcalins à hautes doses, dans ces deux cas, montre bien qu'il n'y a pas avantage clinique à établir une division qui serait, du reste, artificielle, puisque l'on peut, chez les mêmes sujets, trouver l'HCl libre ou combiné ;

2° On peut, même chez les hyperchlorhydriques avec hypersécrétion, constater une quantité exagérée d'acides de fermentation organique. Il en résulte qu'il ne faut pas exagérer l'importance du rôle antifermentescible de l'HCl dans l'estomac dilaté, et, d'autre part, que la stagnation a une importance capitale dans la genèse des fermentations intra-stomacales ;

3° L'hyperchlorhydrie à un taux élevé peut ne se révéler par aucun phénomène douloureux spécial ; elle peut se rencontrer chez des malades qui ne présentent que des signes de neurasthénie à détermination gastrique banale ;

4° L'hypersécrétion simple, riche quelquefois en chlorures fixes, peut succéder à l'hypersécrétion chlorhydrique ou alterner avec elle. L'hypersécrétion simple correspond sans doute à l'épuisement momentané ou définitif du pouvoir sécréteur de la muqueuse, suivant qu'il y a ou qu'il n'y a pas de lésion irréparable des glandes ;

5° On peut constater quelquefois, dans ces conditions, une sécrétion tardive d'HCl et, par conséquent, un retard marqué dans la peptonisation ;

6° Dans la mesure de l'hyperchlorhydrie, il ne faut pas tenir compte seulement de la proportion de l'HCl libre ou combiné, mais aussi du degré de dilution des produits solubles. Il importe donc de déterminer la quantité de liquide que renferme l'estomac.

Hyperchlorhydrie continue et ulcère simple. — Il faut neutraliser complètement HCl. Pour combattre l'hypersécrétion chlorhydrique, il suffit de 20 à 30 grammes de bicarbonate de soude pur, si l'on alimente le dyspeptique avec la poudre de viande ou le lait.

Quand on donne le régime lacté, il ne faut pas mélanger les 30 grammes de bicarbonate au lait d'alimentation ; le bicarbonate est pris par dose de 2 grammes (en cachets ou en solution) toutes les deux heures, une heure environ après les prises de lait.

Hyperchlorhydrie digestive, sans hyperchlorhydrie continue. — Elle ne se manifeste que par des douleurs venant deux à quatre heures après le repas.

Prescrire : 10 à 15 grammes de bicarbonate de soude par doses successives, en commençant une demi-heure ou une heure avant l'heure habituelle des douleurs.

Si l'hyperacidité est due à une fermentation organique, cette médication échoue : cependant, dans ce dernier cas, les sensations de brûlure, le pyrosis, les aigreurs qui surviennent après le repas, sont rapidement soulagés par une très petite quantité de bicarbonate de soude (quelques pastilles alcalines).

Inconvénients des hautes doses de bicarbonate de soude : 1° dégoût : le donner en cachets ; 2° pneumatose : le donner par doses fragmentées ; 3° diarrhée ; 4° douleurs rénales, vésicales. Donc il est quelquefois utile de remplacer le bicarbonate de soude par des alcalins équivalents : 5 grammes de magnésie ou 10 grammes de phosphate ammoniaco-magnésien représentent 20 grammes de bicarbonate.

On peut donner, au lieu de 30 grammes de bicarbonate :

1° En cas de constipation : magnésie calcinée 5 grammes et bicarbonate 10 grammes ;

2° En cas de diarrhée, la craie préparée ou le sous-nitrate de bismuth.

Dans l'hyperchlorhydrie, donner toujours 30 à 40 grammes d'eau de chaux par litre de lait ; il est alors mieux supporté ; cela est peut-être dû à l'action spéciale de la chaux sur la présure gastrique ; on ne peut invoquer le pouvoir saturant de l'eau de chaux, car sa richesse en chaux est très faible.

HYPERSTHÉNIE GASTRIQUE AIGUË.

Albert Robin.

I. Traitement médical. — On n'arrête pas la crise commencée. On peut l'atténuer, la calmer, mais non l'abréger. La morphine en injections exagère plutôt les vomissements ; l'atropine, en injections également, est d'un emploi très dangereux, car certains sujets peuvent éprouver des accidents à la suite de doses très faibles.

Faire prendre des boissons abondantes et tièdes, la chaleur ou le froid exaspérant les douleurs. Ordonner, par exemple, une infusion de camomille, ou des eaux minérales peu minéralisées, que l'on fait tiédir.

On obtient quelques bons effets de la magnésie, qui neutralise le suc gastrique aussi bien que le bicarbonate de soude, et qui a l'avantage de former dans l'estomac du chlorure de magnésium qui a une action purgative spéciale. Il agit, en effet, non pas en excitant les sécrétions, mais en réveillant et en régularisant le péristaltisme intestinal. Formuler ainsi :

Magnésie calcinée..............	0 gr. 60
Poudre d'opium brut pulvérisé...	0 — 02
Sous-nitrate de bismuth........	0 — 30

Pour 1 cachet, à prendre après chaque repas.

Le sous-nitrate de bismuth est dans ce cas une poudre inerte.

De la sorte, on atténue un peu la crise et l'on supprime la constipation.

II. TRAITEMENT PROPHYLACTIQUE. — Il est très complexe. Il faut, en effet, traiter l'organe malade, source du réflexe; il faut, par exemple, soigner la lithiase biliaire, la métrite, etc. Il faut éviter également les causes occasionnelles de la crise, les émotions morales, les excès alimentaires.

Il faut, en outre, pour diminuer la réflectivité exagérée du sujet, le soumettre à l'hydrothérapie qui ne doit être ni chaude, ni froide, mais qui doit être réglée de la façon suivante : pas de douche en pluie; n'employer que la lance, et encore, armée d'un arrosoir à trous très petits pour briser le jet. L'eau doit avoir d'abord une température de 25° à 30°. Le doucheur promène son jet sur la face dorsale, puis sur la partie antérieure, puis sur les côtés, commençant chaque fois par les pieds et remontant jusqu'aux épaules. Au bout d'une minute, il emploiera de l'eau plus froide, entre 8° et 15° et, dans ce cas, il fera tournoyer sa lance de façon à envelopper le malade dans une buée froide. Cette opération durera quinze secondes. Puis, enlevant la pomme d'arrosoir, il projettera le jet d'eau froide sur les talons, puis sur la face dorsale des pieds pendant une durée de deux à cinq secondes.

Tel est le mode d'emploi de l'hydrothérapie dans ces cas ; mais pour la prescrire, il faudra s'assurer que le cœur est sain, et que le malade n'est pas dans une période de coliques hépatiques.

HYPOCHLORHYDRIE.

Mathieu.

Les faibles doses d'alcalins (5 gr. de bicarbonate de soude par jour) agissent différemment suivant qu'elles sont données avant, pendant ou après le repas.

A : le bicarbonate, à la dose de 0 gr. 50, une heure *avant* le repas, augmente la sécrétion acide.

B : le bicarbonate, à la dose de 1 à 3 grammes, pris au *début* du repas, ralentit d'abord la chloro-peptonisation, puis exagère l'acidité.

C : la sécrétion gastrique diminue quand ces mêmes doses sont données *après* les aliments.

Donc l'*hypochlorhydrie* indique :

1° Un ou deux verres d'eau alcaline chaude à jeun ;

2° HCl après le repas ;

3° Si l'atonie est très marquée, XV à XXX gouttes de la mixture suivante :

Teinture d'ipéca................	àâ p. é.
— de colombo............	
— de gentiane............	

En deux ou trois fois, d'heure en heure après le repas.

Si les fermentations organiques sont excessives, on fera des lavages de l'estomac avec de l'eau alcaline très chaude (40°) ; ils excitent la muqueuse par la température et par la faible quantité de sels alcalins laissés à son contact.

ICTÈRE.

Bouchard.

Ictère grave. — Le régime lacté, à lui seul, diminue déjà la production des toxines digestives.

L'antisepsie intestinale concourra puissamment au même but. On donnera donc les salicylates insolubles de naphtol, de bismuth, le salol au besoin, le benzo-naphtol, et cela à des doses fractionnées et souvent répétées.

Dieulafoy.

Ictère grave. — I. Traitement. — Les purgatifs salins, les diurétiques légers doivent être administrés au début de l'ictère grave.

L'antisepsie intestinale a été conseillée. Les hémorragies, les vomissements, les troubles nerveux seront combattus par le traitement du symptôme.

II. Regime. — La diète lactée est absolument indiquée.

H. Rendu.

Ictères toxiques et infectieux. — I. Traitement. — Le traitement qu'on peut opposer à ces états morbides tient, malheureusement, plus de la théorie que de la pratique.

Théoriquement, il faut provoquer l'élimination des toxines par tous les émonctoires naturels, tout en débilitant le moins possible le malade. Là est la difficulté du problème. Les purgatifs, assurément rationnels, et surtout les drastiques, sont en partie contre-indiqués à cause de la prostration où ils jettent les malades. Les sudorifiques, à la façon de la pilocarpine, ne sont pas sans danger, à cause du mauvais état des reins. Les ressources dont on peut disposer sont donc en réalité très faibles.

Dans ces conditions, le plan le meilleur consiste à utiliser les réactions naturelles : les boissons chaudes, le thé, le café, qui provoquent à la fois la diurèse et la sudation, tout en stimulant le système nerveux; les injections de caféine, qui répondent surtout à cette dernière indication, sont incontestablement utiles.

Mais le moyen le plus manifestement actif, et qui provoque le plus sûrement la réaction sudorale et urinaire, c'est l'enveloppement dans le drap mouillé. Au bout d'une demi-heure, d'une heure au plus, les malades sont dans un état de perspiration profuse et cette sudation se prolonge encore une grande heure, sans préjudice de la sécrétion urinaire qui est toujours accrue. C'est donc un moyen puissant, qui a, sur tous les autres procédés thérapeutiques, l'avantage de n'introduire dans l'économie aucune substance médicamenteuse, et d'être absolument inoffensif.

II. Régime. — Le régime lacté est le régime de choix pour l'alimentation des malades.

A. Chauffard.

Faire prendre un grand lavement d'eau simple : 1 litre pour les enfants, 1 à 2 litres pour les adultes; l'eau étant à la température de 12° Réaumur le premier jour, 15 à 16° le second et 18° à partir du troisième jour.

Pour provoquer et obtenir le retour de la bile dans l'intestin, deux lavements suffisent parfois; il en faut généralement quatre, et il n'a jamais été nécessaire d'en donner plus de six. Quoique la quantité de liquide qui constitue ces lavements soit considérable, ils sont bien supportés pendant cinq ou dix minutes.

Quant à la guérison proprement dite, caractérisée

par la recoloration brune des fèces et la disparition de la biliverdine urinaire, on l'obtient dans un délai variant de deux à huit jours.

Le mode d'action de cette méthode s'explique par l'augmentation de tension dans les voies biliaires obstruées. La muqueuse intestinale devient le point de départ d'un réflexe qui retentit sur la vésicule et les voies biliaires extra-hépatiques, provoque la contraction de la paroi musculeuse de ces canaux, et peut-être, en même temps, détermine une hypersécrétion biliaire. C'est pour accroître l'intensité de ces réflexes qu'il faut que les lavements soient abondants, (2 litres autant que possible), et que l'eau soit très froide. Ce mode d'action exclut l'emploi de la méthode, quand on suppose l'existence de *lithiase biliaire* ou d'*angiocholite calculeuse* (1).

INFECTIONS BILIAIRES.

E. Barié.

Prévenir l'envahissement des voies biliaires par les microbes venus de l'intestin ; dans ce but, l'antisepsie intestinale s'impose au plus haut point : on la mettra donc en œuvre énergiquement par les moyens que nous possédons.

S'adresser aux agents antiseptiques habituels : à la naphtaline, ou mieux au naphtol β associé aux salicylates de bismuth ou de magnésie, au salol, à la poudre de charbon, à l'iodol, aux sels de quinine, à l'acide salicylique, à la résorcine, substance de la série aromatique dont le pouvoir antifermentiscible paraît bien démontré.

(1) Voyez *Ictère des nouveau-nés* in P. Lefert. *La pratique des maladies des enfants*, p. 144.

INTOXICATIONS.

P. Brouardel.

Intoxication par l'acide salicylique. — Pour les personnes bien portantes, l'usage journalier d'une dose même minime d'acide salicylique est suspect ; son innocuité n'est pas démontrée.

Pour les personnes dont le rein ou le foie a subi une altération, soit par les progrès de l'âge, soit par une dégénérescence quelconque, l'ingestion journalière d'une dose d'acide salicylique, quelque faible qu'elle soit, est certainement dangereuse.

Il faut prohiber l'emploi de l'acide salicylique et de ses composés dans les substances alimentaires.

Intoxication par la saccharine. — La saccharine n'est pas un aliment et ne peut pas remplacer le sucre.

L'emploi, dans l'alimentation, de la saccharine ou des préparations saccharinées, suspend ou retarde les transformations des substances amylacées ou albumineuses, ingérées dans le tube digestif.

Ces préparations ont donc pour effet de troubler profondément les fonctions digestives. Elles sont de nature à multiplier le nombre des affections désignées sous le nom de *dyspepsie*.

L'emploi de la saccharine est encore trop récent pour que les conséquences d'une alimentation dans laquelle entrerait journellement de la saccharine puissent être toutes bien déterminées ; mais dès maintenant il est établi que son usage a, sur la digestion, une influence nuisible.

La saccharine et ses diverses préparations doivent être proscrites de l'alimentation.

Potain.

Intoxications alimentaires. — Si on est appelé avant qu'il y ait eu des vomissements abondants, évacuer le contenu de l'estomac, à l'aide de l'ipéca ou de la pompe gastrique.

Administrer ensuite des stimulants diffusibles.

Richardière.

Intoxication par les champignons. — Le traitement doit toujours être très énergique. Il est d'ailleurs le même que dans presque toutes les intoxications aiguës : évacuation de l'estomac, administration de toniques diffusibles.

Mais il existe un antidote ou pour mieux dire un antagonisme puissant de la muscarine, c'est l'atropine. En effet, la muscarine n'arrête pas le cœur des animaux qui sont soumis à l'action de l'atropine; bien plus, chez les animaux intoxiqués par la muscarine, le cœur très affaibli, reprend sa régularité et sa puissance de contraction, quand on leur fait une injection sous-cutanée d'atropine. On ne devra donc pas hésiter à agir de même chez les sujets empoisonnés par les champignons.

Prescrire l'injection suivante, que l'on fera au moyen d'une seringue de Pravaz :

Sulfate d'atropine.............	0 gr. 01
Eau de laurier-cerise..........	20 —

Chaque seringue de Pravaz contient ainsi un demi-milligramme d'atropine; en injecter d'abord la moitié; au bout de quelques minutes, si le cœur ne reprend pas de force, injecter la seconde moitié; dans les cas graves, injecter trois quarts de milligramme.

H. Roger.

Rôle du foie dans les intoxications. — L'arrêt des savons, des peptones, les modifications des albumines du sang de la veine-porte, la transformation de l'ammoniaque en urée suffiraient à établir le rôle du foie dans les intoxications.

Mais le foie agit sur bien d'autres substances, soit qu'il les arrête, soit qu'il les transforme, soit qu'il les élimine par la bile.

Élimination des poisons par la bile. — On peut retrouver dans ce liquide les sels de cuivre, de fer, de mercure, de manganèse, d'antimoine, d'argent, de zinc; on peut y voir passer le ferrocyanure de potassium, le salicylate de soude, diverses matières colorantes, telles que la fuchsine et la chlorophylle; l'acide phénique; la térébenthine, les sucres, l'albumine, la strychnine, le curare. Parmi les substances qui ne s'éliminent pas par ce liquide, nous signalerons le calomel, le nitrate de potasse, l'acide benzoïque, la quinine, la nicotine.

Action du foie sur les poisons minéraux. — Un grand nombre de poisons minéraux, qu'ils s'éliminent ou non par la bile, peuvent s'accumuler dans le foie. Il en résulte que, lorsqu'on injecte comparativement ces substances par une veine périphérique ou par une veine du système porte, on est forcé, dans le deuxième cas, d'introduire plus de poison pour amener les mêmes effets ou pour tuer l'animal; généralement il faut employer une dose double (sels de cuivre, par exemple) ou triple (sels de fer).

Mais toutes les substances minérales ne sont pas également arrêtées; c'est ainsi que le foie est sans action sur les sels de soude ou de potasse, tels que le chlorure ou le lactate; par contre, il fixe les iodures et les bromures.

Action du foie sur les alcaloïdes végétaux. — Le

foie arrête la plupart des alcaloïdes qui le traversent. C'est ce qu'on peut démontrer par trois méthodes :

1° En étudiant comparativement la marche de l'intoxication chez un animal normal et chez un animal dont on a extirpé le foie (batracien) ou dont on a lié la veine-porte (chien);

2° En empoisonnant un animal et en recherchant le poison dans ses viscères et ses tissus ;

3° En injectant comparativement le poison par une veine périphérique et par une veine intestinale.

Ces diverses expériences montrent que la plupart des alcaloïdes végétaux perdent la moitié de leur toxicité, en traversant le foie. Ce résultat explique en partie la différence d'action des diverses substances (morphine, curare, etc.), suivant qu'on les introduit par le tube digestif ou par la voie sous-cutanée.

Action du foie sur les autres poisons. — L'action protectrice du foie, si elle ne s'exerçait que sur les poisons introduits accidentellement dans l'économie, n'aurait qu'un intérêt secondaire ; ce serait une fonction intermittente, n'ayant l'occasion de se manifester que d'une façon exceptionnelle. Il n'en est rien, en réalité, car le foie agit sur les nombreuses substances toxiques qui se forment constamment dans l'organisme, soit par suite de la *vie cellulaire*, soit par suite des *fermentations et des putréfactions intestinales.*

Parmi les poisons d'origine alimentaire, outre les sels et notamment les sels de potasse, nous trouvons les peptones ou plutôt les albuminoïdes résultant de leur déshydratation, la glycérine, les savons, l'alcool. Le foie peut transformer les diverses matières azotées; mais il agit fort peu sur l'alcool; il ne modifie pas la glycérine ; il arrête au contraire les savons.

Quant aux produits de putréfaction qui prennent naissance à côté des peptones, ils sont profondément modifiés par le foie : dans son parenchyme, l'indol, le phénol, se sulfo-conjuguent et donnent naissance à de l'indoxyl ou à du phénylsulfate, c'est-à-dire à des corps peu toxiques. Enfin, le foie agit sur les autres poisons putrides, particulièrement sur les ptomaïnes et leur fait perdre leur toxicité ; il en est de même de l'action du foie sur les produits de la désassimilation.

Les expériences ont prouvé que le foie agit sur les *poisons microbiens*, notamment sur ceux qui prennent naissance dans les putréfactions, sur ceux qui se rencontrent dans l'intestin des typhiques, sur ceux enfin que sécrètent certains microbes pathogènes.

Déductions pathologiques. — Le foie devient incapable d'agir sur les poisons, quand son parenchyme cesse de contenir du glycogène ; on conçoit donc que l'organisme soit en imminence d'intoxication, aussi bien dans les maladies générales que dans les affections hépatiques proprement dites.

Dans les infections, la fièvre et le jeûne suffisent à diminuer le glycogène, et l'auto-intoxication, qui se produit alors, explique un certain nombre de phénomènes morbides. Il en est de même dans les maladies du foie où nous signalerons plus spécialement les troubles cérébraux, comparables dans leur mécanisme à ceux qu'on peut observer dans l'urémie.

L'intoxication est évitée en partie, parce que les reins peuvent suppléer le foie et éliminer les poisons que cette glande n'a pas retenus. Aussi voit-on augmenter la toxicité urinaire dans tous les cas d'insuffisance hépatique. C'est la déduction clinique des résultats auxquels avait conduit l'expérimentation. Si le rein vient à faiblir dans sa tâche, les accidents les plus sérieux pourront éclater, constituant l'ensemble morbide qu'on désigne sous le nom d'*ictère grave* la physiologie pathologique de ce syndrôme a donné lieu à bien des théories contradictoires. Elle s'explique aisément si on tient compte du rôle que le foie remplit dans les intoxications.

Juhel-Renoy.

Intoxications alimentaires infectieuses d'origine carnée. — Ce sont, par ordre de fréquence :

1° La diarrhée fétide, les nausées, les vomissements accompagnés d'une sensation de brisement des forces qui confine souvent à la paréplagi[illegible]s symptômes ne se montrent que plusieurs heure[illegible] moins après l'ingestion de la viande suspecte ;

2° Dans un délai qui n'est, en général, pas moindre de quarante-huit heures, se montrent des éruptions qui tantôt revêtent le caractère polymorphe, quelquefois le type ortié, scarlatiniforme, roséolique ; ces éruptions peuvent être fébriles ou non ;

3° L'érythème polymorphe de Hébra peut être causé par l'ingestion de viandes toxiques ;

4° Dans les cas graves, l'apparence typhoïde est complète : stupeur, délire, état du tube digestif, hémorragies, cycle fébrile ;

5° Dans un degré plus élevé, quoique compatible encore avec la guérison, on peut observer toutes les complications des maladies infectieuses, au premier rang desquelles il faut placer les localisations sur les séreuses (le péricarde, l endocarde, la plèvre, les séreuses articulaires, peut-être même les méninges cérébro-spinales) ;

6° La condition de ces formes multiples est l'introduction dans l'organisme de poisons d'origine alimentaire, et particulièrement de ceux qui proviennent de viandes ayant subi un degré plus ou moins avancé de putréfaction ; ingestion qui introduit des poisons chimiques, dont quelques-uns ont été isolés, et probablement aussi des parasites, qui, par leurs sécrétions, concourent à l'empoisonnement et expliquent peut-être l'apparition d'éruptions qui méritent le nom de *dermatoses alimentaires*.

Charrin.

Intoxications urinaires. — *Origine des poisons de l'urine.* — Ils peuvent venir du dehors, tels la strychnine, l'atropine, la digitaline, etc. ; être apportés avec les aliments avariés ; ou se développer dans l'intestin sous l'influence de germes ingérés : l'urine du lapin perd la moitié de sa toxicité, lorsque, dans sa nourriture, on substitue le lait aux choux, éléments très minéralisés ; ils peuvent résulter d'une insuffisance du foie, ou du chômage des voies d'excrétion autres que le rein ; ils peuvent être le produit de la vie bactérienne dans les infections ou de la nutrition pathologique des cellules ; ils peuvent être fabriqués par les muscles surmenés ; tous les viscères, tous les tissus, comme le muscle, sont capables probablement de modifier les humeurs de l'économie. Enfin, la principale source des poisons urinaires est la *désassimilation* : dans la plupart des tissus, on isole des corps propres à engendrer des accidents : on retire du sang un principe convulsivant et provoquant le myosis ; du tissu hépatique, un agent sialogène ; du tissu rénal, une matière pyrétogène.

De même que les poisons bactériens, les substances toxiques les plus actives de l'organisme sont insolubles dans l'alcool et atténuées par la chaleur ; comme les secrétions microbiennes, les poisons fabriqués par les cellules animales déterminent, en injection, de l'accélération respiratoire, des convulsions, des myosis, du coma, des hémorragies.

Les maladies du tube digestif augmentent la toxicité urinaire ; il en est de même des maladies des annexes du tube digestif, du foie notamment. La physiologie de la cellule hépatique, en effet, a trait à la formation de l'urée, à la calorification, à l'hématopoïèse, à la glycogénie qui importe à tant de choses, à la fonction adipogène, aux métamorphoses des aliments, à l'atténuation de certains poisons, de certaines putridités. Il est prouvé que la toxicité de l'urine augmente dans la cirrhose atrophique, la jaunisse de longue durée, le cancer, la dégénérescence graisseuse, que cette toxicité est normale dans la sclérose cardiaque, la congestion alcoolique et quelques hypertrophies biliaires.

2° *Moyens de combattre les accidents attribuables aux substances toxiques de l'urine.* — Le *lait*, aliment dépourvu de sels toxiques, favorise le jeu du cœur, établit la diurèse, lave les tissus, abaisse la toxicité urinaire.

L'*antisepsie de l'intestin*, en atténuant les ferments, diminue les fermentations.

Parmi ces ferments, les uns sont tués; les autres sont réduits à une vie latente; il en est qui échappent à son action. L'indication est d'administrer, à doses fractionnées, régulièrement espacées, des corps microbicides, insolubles. De cette façon, ils demeurent là où ils doivent se trouver, cheminant avec la couche qui tapisse la muqueuse, n'allant pas importuner le bulbe, le rein, formant une pellicule d'autant plus uniforme, d'autant plus étendue que les prises sont plus multipliées. Le type de ces substances est le naphtol. Le charbon, finement pulvérisé, peut être utile aussi, car il fixe les produits de la vie des microbes. On peut aussi activer le fonctionnement de la cellule hépatique par l'éther et le bicarbonate de soude.

L'*air comprimé*, l'*oxygène* activent les oxydations; la *saignée* soustrait les éléments nuisibles du sérum;

les procédés propres à *activer* les *fonctions du foie*, de l'*intestin*, de la *peau*, des *glandes*, du *poumon*, empêchent la surcharge de la voie urinaire insuffisante à l'élimination.

L'exercice permettra en outre une élimination plus facile des poisons formés.

IRRITATION GINGIVALE.

E. Besnier.

Attouchements, toutes les heures, avec le doigt trempé dans la solution suivante :

Glycérine	10 gr.
Eau distillée	10 —
Bromure de potassium	1 —
Cocaïne	0 — 10

KYSTES HYDATIQUES DU FOIE.

Dieulafoy.

I. Traitement médical. — L'iodure de potassium, les mercuriaux sont insuffisants.

II. Traitement chirurgical. — La ponction avec un gros trocart, après ou sans établissement d'adhérences, à l'aide de caustiques, et suivie de lavages avec la solution de chlorure de zinc, peut être dangereuse (péritonite, suppuration).

La ponction aspiratrice est le meilleur moyen; elle donne seulement lieu à un urticaire inoffensif. Elle constitue un traitement absolument sans danger, et qui souvent est suivi de guérison dans les cas de kystes uniloculaires, non suppurés.

III. Manuel opératoire. — Le choix de l'aspirateur est indifférent, pourvu toutefois qu'il fasse bien le vide ; ce qui importe, c'est le choix de l'aiguille. Ici, comme pour la thoracentèse, se servir de l'aiguille n° 2, qui ne mesure qu'un millimètre et un tiers de diamètre, et repousser le trocart, qui n'offre que des inconvénients et aucun avantage. L'aiguille n° 2 étant stérilisée et toutes les précautions antiseptiques étant prises, le vide préalable est fait dans l'aspirateur, et le malade étant couché sur le dos, l'opérateur introduit l'aiguille d'un coup sec sur le point le plus saillant de la tumeur. On ouvre alors le robinet correspondant de l'aspirateur, le liquide du kyste jaillit dans l'appareil et à mesure que le kyste se vide, on a soin de pousser l'aiguille un peu plus profondément, parce que le niveau du liquide s'abaisse dans la tumeur. Si, au cours de l'opération, l'écoulement du liquide s'arrête brusquement, si l'on suppose qu'une membrane d'hydatide oblitère l'aiguille, ce qui est rare, on retire l'aiguille, on la remplace par une autre et l'on pratique une nouvelle ponction. Mais il faut bien se garder de peser sur la tumeur ou de la malaxer sous prétexte de favoriser l'issue du liquide ; il faut se garder également de perculer la tumeur, ou de faire asseoir le malade, sous prétexte de constater la disparition ou la diminution du liquide ; toutes ces manœuvres sont mauvaises : elles peuvent favoriser l'issue de quelques gouttes de liquide et devenir la cause d'accidents.

VI. Après l'opération. — Après la ponction, pansement occlusif et antiseptique, repos absolu du malade pendant au moins vingt-quatre heures.

La guérison pourra être ainsi obtenue dans deux circonstances différentes :

A. L'hydatide étant morte, le liquide évacué n'a plus aucune raison de se reproduire. Malheureusement, nous n'avons pas de critérium certain pour reconnaître la mort de l'hydatide, sans quoi il y aurait une véritable équation entre l'hydatide morte et aseptique et la ponction aspiratrice. Tout au plus l'état fortement albumineux du liquide donne-t-il des présomptions de vitalité hydatique faible ou éteinte.

B. L'hydatide vivante est tuée par la ponction; elle s'affaisse, perd sa vitalité, ne reproduit plus son liquide. Cette éventualité heureuse ne pourra être reconnue qu'en constatant que la guérison apparente post-opératoire est devenue définitive. Et, pour cela, un délai assez prolongé, de plusieurs mois au moins, est nécessaire. Ce n'est qu'après une longue observation du malade qu'on a le droit de le considérer comme guéri.

Les chances de succès sont d'autant plus grandes que le kyste est plus jeune, moins volumineux, que sa paroi fibreuse est plus souple et plus mince, et permet mieux l'affaissement de la poche. Dans les gros kystes intra-thoraciques à parois rigides, la ponction brusque peut être dangereuse en donnant lieu à des accidents de congestion pulmonaire aiguë, avec fièvre, expectoration sanguinolente, cyanose et mort.

Si la guérison n'est pas obtenue en une seule ponction, devra-t-on récidiver, et dans quelles limites? Sans doute, on a pu ne réussir dans certains cas qu'à force de ponctions successives (jusqu'à 300); mais nous ne croyons pas qu'une telle persévérance soit indiquée. Si la ponction aspiratrice ne donne pas la guérison, il faut passer à une intervention plus énergique, la ponction suivie d'une injection intra-kystique parasiticide.

Debove.

Évacuer le liquide du kyste par une ponction aspiratrice, faite antiseptiquement et suivie d'injection de liquide parasiticide.

Injecter 100 grammes de liqueur de Van Swieten (ou une quantité moindre, s'il s'agissait d'un petit kyste) et retirer le liquide injecté au bout de dix minutes.

Quant aux ponctions exploratrices ou qui n'évacuent qu'une partie du liquide, il ne faut pas oublier qu'elles sont toujours dangereuses et peuvent amener la mort très rapidement.

Ne faire la laparotomie que lorsqu'on a épuisé tous les autres moyens.

Ed. Labbé.

Ponction et lavage avec la solution de sublimé.

La ponction simple peut amener la guérison, mais on observe souvent des récidives et de graves accidents.

Bouilly.

Sans avoir recours aux méthodes brillantes et sanglantes, on peut obtenir de bons résultats par des moyens plus modestes.

Deux modes de traitement peuvent être proposés : l'*incision* et l'*injection de sublimé*.

1° *Incision*. — A l'incision appartiennent les kystes contenant beaucoup d'hydatides filles, ou multiples et disséminés dans un organe, ou suppurés.

Dans les kystes multiples, le traitement chirurgical a seul de grandes chances de donner un résultat complet.

2° *Injection de sublimé*. — Quand le kyste est simple, uniloculaire, contenant un liquide clair, et qu'il se trouve vierge de tout traitement antérieur, voici la méthode à employer :

Le kyste est vidé à siccité par aspiration, ce qui permet de s'assurer du diagnostic; par la canule laissée en place, on injecte alors 5 grammes de liqueur de Van Swieten qu'on abandonne dans le kyste.

Il peut être nuisible d'injecter de grandes quantités de liquide, dans la cavité du kyste; quelques grammes de liqueur de Van Swieten suffisent et dans ce cas on ne s'expose pas à voir le liquide injecté ressortir de la poche vidée.

Le trou de la ponction est fermé comme à l'ordinaire avec du coton et du collodion iodoformé.

En opérant ainsi, on n'observe aucune espèce d'accident; à peine la température s'élève-t-elle un peu le soir et le lendemain pour redescendre à la normale.

Les suites opératoires sont nulles. Rien dans la suite ne peut faire supposer que les malades ont eu des lésions aussi graves.

Voilà un traitement très simple, très pratique. Ce n'est pas de la haute chirurgie mais, en thérapeutique plus qu'en toute chose, le progrès sera toujours la simplification des méthodes et des procédés.

Hanot.

Pour pratiquer la ponction suivie d'injections parasiticides, le liquide par excellence est le sublimé, malgré sa toxicité et ses inconvénients; d'ailleurs on les supprime complètement, en recourant au procédé de Bacelli ainsi modifié :

Ponction aspiratrice; évacuation de tout le liquide, puis injection, dans la poche, de 20 grammes seulement de liqueur de Van Swieten pure ou dédoublée. Cette quantité suffisante pour tuer les hydatides (qui meurent au moindre contact du sublimé) est incapable de provoquer des accidents sérieux d'intoxication;

aussi la laisse-t-on dans le kyste : la solution s'infiltre de poche en poche et va tuer les vésicules filles.

Tel est le procédé de choix, grâce auquel il nous semble qu'on doive se mettre à l'abri de tout accident, tout en obtenant le maximum d'effet utile.

Mais il ne faut pas pour cela s'en tenir toujours au traitement médical.

Il faut comparer les deux méthodes en présence : incision large et injections parasiticides ; chacune a ses indications ; là où la deuxième échoue, la première reprend ses droits.

La mortalité est à peu près la même pour toutes deux.

La guérison est plus rapide (dix à quinze jours) après l'injection.

Après l'incision large, la rétraction de la poche exige des semaines et même des mois.

En revanche, la solidité de la guérison semble plus assurée après l'incision large : les récidives seraient plus fréquentes après les injections ; mais on n'est pas encore bien fixé sur ce point et aucune statistique ne peut nous renseigner.

Une source d'indications opératoires précises résiderait dans le diagnostic de la variété anatomique du kyste ; il est bien évident que les kystes suppurés, les kystes récidivés, les vieux kystes à parois calcifiées, seront justiciables de l'incision large, mais il est malheureusement plus facile d'indiquer que de diagnostiquer ces variétés, rares du reste, et ne formant qu'une minorité.

A. Chauffard.

Ponction, suivie d'une injection d'eau naphtolée légèrement saturée. On évite les accidents, que l'on observe quelquefois avec la liqueur de Van Swieten.

Juhel-Renoy.

Chercher à détruire le parasite, dont la présence favorise le développement et l'extension de la poche et, d'autre part, quand cette poche vient à suppurer, par l'effet d'une irritation accidentelle, chercher à modifier les parois de l'abcès, de manière à obtenir leur rapprochement et leur cicatrisation, après évacuation du contenu purulent.

Dans les deux cas, l'emploi des antiseptiques s'impose. Mais quel est l'antiseptique auquel on doit donner la préférence?

L'eau naphtolée est préférable aux injections de sublimé. La quantité de naphtol employée n'a pas d'importance, puisque, n'étant pas soluble, il ne peut pas être absorbé. Le naphtol, doué de propriétés microbicides énergiques, et à peu près inerte vis-à-vis de l'organisme, n'a qu'une faible toxicité.

Netter.

On a exagéré les dangers du sublimé.

Faire d'abord le lavage de la cavité avec une quantité de sublimé égale à la quantité de liquide qu'on vient de retirer : Ne pas laisser séjourner le sublimé dans la cavité plus de quelques minutes; puis faire un second lavage avec de l'eau bouillie, qui entraîne au dehors le sublimé qui aurait pu rester dans la cavité.

Balzer.

Remplacer le sublimé par un autre sel de mercure moins toxique, le benzoate de mercure par exemple.

LAVAGE DE L'ESTOMAC.

Bouchard.

Le lavage de l'estomac est une méthode de nécessité, dans certaines circonstances.

En principe, il ne faut jamais introduire un repas nouveau sur un repas précédent non digéré.

Or cinq heures après l'ingestion, la présence des aliments dans l'estomac est déjà pathologique.

A partir de la sixième heure, il se fera une fermentation anormale dans cette masse alimentaire.

Au delà de la septième heure, le résidu alimentaire subira exclusivement des fermentations acides ou putrides.

Aussi lorsque des signes rationnels ou un cathétérisme explorateur auront fait constater la stagnation du résidu alimentaire dans l'estomac, il sera formellement indiqué de l'évacuer. Puis on laissera l'estomac se reposer deux heures, se recueillir pour ainsi dire.

Les malades soumis au lavage ne devront donc faire que deux repas par jour.

Hayem.

Il est d'habitude de pratiquer le lavage de l'estomac, avec de l'eau pure, froide ou tiède, ou de l'eau légèrement alcalinisée. Sous cette influence, la douleur disparaît, l'irritation gastrique s'atténue, et par conséquent la muqueuse a moins de tendance à sécréter. De plus, les aliments ne se trouvent pas immédiatement en contact avec un liquide tel que la digestion salivaire s'arrête aussitôt; enfin la surcharge de l'estomac est empêchée.

Quelques auteurs, considérant que l'hypersécrétion

est le résultat d'une véritable gastrite, ont pensé que le lavage de l'estomac, à l'aide de solutions cautérisantes, s'imposait et devait amener d'heureux résultats. Reichmann conseille les lavages d'estomac avec des solutions de nitrate d'argent à 1 ou 2 pour 1000. On peut aussi employer les lavages au permanganate de potasse, à 1 pour 1000, ou à l'acide salicylique, dans les mêmes proportions.

Proscrire les lavages à l'eau boriquée et surtout au borax, comme irritants. Ils sont souvent suivis d'exsudation sanguinolente.

On choisira de préférence le tube de Faucher ou mieux encore la sonde rigide de M. Debove. Tous les autres instruments sont compliqués ou dangereux.

Le nombre des lavages à faire est variable selon les cas. Lorsque l'hypersécrétion est à son début, on se contentera de pratiquer cette opération deux ou trois fois par semaine. Il arrive souvent qu'on voit ainsi l'acidité diminuer dans de fortes proportions. Mais si la gastro-saccarrhée est abondante, il convient de faire le lavage tous les jours et même plusieurs fois par jour.

Généralement on opère le matin à jeun. On peut aussi pratiquer le lavage assez tard dans la soirée, par exemple, vers 10 ou 11 heures du soir. En évitant ainsi, aux malades, des douleurs nocturnes, on leur permet de prendre quelque sommeil.

Enfin, dans les cas où l'on jugera nécessaire de vider l'estomac plusieurs fois par jour, on aura soin de le faire le plus loin possible des repas, afin de permettre l'évacuation dans l'intestin de la plus grande quantité possible d'aliments.

Il est prudent, dans tous les cas, de pratiquer soi-même le lavage et de ne pas en confier le soin aux malades, qui ont une grande tendance à en abuser.

Debove.

Le lavage de l'estomac est une opération très simple; elle devrait toujours se faire sans difficultés. Cependant, quelquefois, l'état d'émotivité où se trouve le malade, ou toute autre cause, compliquent la technique. Il y a certaines précautions à prendre, certaines règles à suivre.

I. Manuel opératoire. — On se place devant le patient assis et, déprimant la base de la langue avec la main gauche, on introduit, le plus loin possible et en le faisant glisser contre la paroi postérieure du pharynx, l'extrémité semi-rigide du tube. Cette extrémité a pu être enduite de glycérine, de vaseline. Le plus simple est de la mouiller, l'eau suffit à assurer le glissement du tube et le malade n'a pas ainsi de sensation désagréable.

Sitôt la sonde engagée, on retire le doigt de la main gauche, et tout en priant le malade de faire des mouvements de déglutition, on pousse le tube qui se trouve entraîné mécaniquement dans l'œsophage. On continue à le faire progresser lentement, en répétant au malade d'avaler et de souffler. Le premier de ces deux mouvements sert à faciliter la déglutition de la salive, dont l'accumulation pourrait provoquer des efforts de toux; le second assure au médecin qu'il est bien dans l'œsophage. Il permet au malade de vaincre la sensation de dyspnée légère qu'il éprouve en général, les premières fois qu'il avale la sonde.

Enfin, un léger ressaut avertit qu'on a franchi le cardia; en même temps, la virole métallique située à 50 centimètres du bout œsophagien arrive au niveau des dents.

Faire alors incliner la tête du patient en avant. Cette position permet un reflux plus facile du sang, de l'extrémité céphalique vers le cœur. Elle facilite l'écoulement par l'orifice buccal, de la salive toujours plus abondante, au moins les premières fois; enfin le malade respire plus aisément.

On verse alors dans l'entonnoir, qui se trouve à l'autre extrémité de la sonde, une certaine quantité d'eau, tiède ou froide, pure ou chargée de principes médicamenteux. Lorsque l'entonnoir, tenu jusque-là au niveau de la bouche, est rempli, on l'élève au-dessus de la tête du patient. Quand le liquide est sur le point de disparaître, on abaisse rapidement l'entonnoir, au-dessous du niveau de la ceinture du malade. On peut, à ce moment, faciliter l'opération, en pinçant la sonde au-dessous de sa jonction avec l'entonnoir; on empêche ainsi le liquide de s'écouler trop vite dans l'estomac. Lorsque l'entonnoir est arrivé de la sorte audessous de l'extrémité gastrique, il ne reste plus qu'à laisser l'eau s'écouler.

Celle-ci se vide par un simple mouvement de siphon, en entraînant les parcelles alimentaires, les détritus, le mucus, etc., contenus dans l'estomac.

On renouvelle cette opération autant de fois qu'il est nécessaire pour que l'eau reste propre.

On retire alors la sonde, en engageant le malade à faire quelques mouvements de déglutition qui préviennent des régurgitations quelquefois pénibles.

II. Accidents. — Il est rare qu'il survienne quelque incident désagréable au cours de ces manipulations. Cependant, certains individus ont une telle hyperesthésie de la luette et de la partie supérieure du pharynx qu'ils ont des nausées assez fortes pour empêcher l'introduction de la sonde. Un badigeonnage à la cocaïne, quelques grammes de bromure pris pendant un jour ou deux avant le lavage, viendront facilement à bout de cette susceptibilité.

Il est arrivé qu'on a introduit le bout du tube dans le larynx. Cet accident sera d'autant plus rare que le tube employé sera plus volumineux. Il y a donc intérêt à se servir du plus gros calibre. D'ailleurs, l'usage d'une sonde volumineuse est, toutes choses égales d'ailleurs, une raison pour que le lavage soit plus aisé. Les réflexes nauséeux sont moins intenses, la tolérance de l'œsophage s'établit plus rapidement et plus complètement.

Dujardin-Beaumetz.

Les lavages de l'estomac, faits avec soin et avec précaution, rendent de réels services; ils combattent la putridité et favorisent la tolérance de l'organe pour les aliments.

On fait le lavage tous les matins, à jeun, au moyen d'eau tiède, additionnée de 2 grammes de bicarbonate de soude, par litre.

Pour pratiquer le lavage de l'estomac, badigeonner le fond de la gorge avec une solution de cocaïne; on supprime ainsi le réflexe pénible déterminé par le passage du tube.

Quand les liquides de l'estomac subissent la fermentation putride, on fait les lavages avec une solution de chloral (5 à 10 p. 100).

Si les fonctions de l'estomac se font mal, s'il y a anorexie, tendances aux vomissements, on introduit dans l'estomac des poudres de viande délayées dans du lait ou dans du chocolat. Cette dernière opération peut se faire au moyen d'un tube plus court que celui qui sert à faire le lavage, parce qu'il n'a pas besoin de pénétrer jusque dans l'estomac.

Quand l'alimentation par l'estomac devient impossible, soit par intolérance stomacale, soit par rétrécissement de l'orifice cardiaque ou pylorique, on a recours aux lavements alimentaires, on donne tous les jours deux ou trois lavements peptonisés composés comme suit :

Lait	1 verre
Jaune d'œuf	N° 1
Peptone liquide	2 cuillerées
Laudanum....................	V gouttes
Bicarbonate de soude........	1 gr.

Albert Mathieu.

Le lavage peut être fait avec de l'eau pure, de l'eau bouillie de préférence, ou avec des solutions plus ou moins antiseptiques; avec celles-ci, on ne se contente plus d'évacuer mécaniquement l'ensemble du contenu de l'estomac, y compris les agents microbiens et les produits toxiques, on veut faire aussi la désinfection des parois de la cavité.

On a proposé de nombreuses solutions : acide salicylique à 2 ou 3 pour 1000; thymol à 0,5 pour 1000; borax à 2 pour 100; créoline à 0,5 ou 1 pour 1000. On en a proposé bien d'autres encore (permanganate de potasse, résorcine, hyposulfate de soude, chlorate de soude). On peut généralement se contenter de pratiquer le lavage à l'eau bouillie.

Lorsqu'il y a simplement dyspepsie nervo-motrice atonique avec tendance momentanée à la stase et à l'hyperacidité organique, il suffit souvent de quelques lavages, au début du traitement, pour voir l'hyperacidité disparaître.

Les résultats sont moins complets et moins durables, lorqu'il y a une grande dilatation permanente, irréductible, avec ou sans lésion du pylore, avec ou sans lésion des tuniques musculaires. Le lavage doit être, dans ces conditions, répété plus souvent (1).

(1) Voyez Paul Lefert, *La pratique des maladies des enfants*, p. 92 et 96.

LAVAGE DE L'INTESTIN.

Bouchard.

L'eau boriquée saturée a l'inconvénient de provoquer une irritation du gros intestin, qui se traduit bientôt par l'élimination de fausses membranes blanchâtres, semblables à celles de l'entérite muco-membraneuse.

Albert Mathieu.

On peut exécuter le lavage de l'intestin, soit avec un tube œsophagien de Debove, que l'on introduit profondément, soit avec des appareils spéciaux (entéroclyseurs), qui consistent essentiellement dans un entonnoir ou un réservoir susceptible d'être tenu plus ou moins élevé et un long tube de caoutchouc, muni à son extrémité d'une bougie-canule destinée à être introduite le plus profondément possible dans le rectum.

A l'aide d'un semblable appareil, on peut faire pénétrer dans le gros intestin des masses considérables de liquide (2 à 3 litres), et certains auteurs ont la conviction, non absolument justifiée, qu'en procédant ainsi, on peut forcer la valvule de Bauhin, la *barrière des apothicaires* et pousser le liquide injecté jusque dans la partie inférieure de l'intestin grêle.

Ces grands lavages sont, quand il s'agit de réaliser l'antisepsie intestinale, bien supérieurs aux simples lavements, qui n'ont qu'un effet évacuateur trop souvent encore incomplet.

Tantôt on s'est servi de l'eau chaude, tantôt de solutions médicamenteuses, différentes, plus ou moins antiseptiques, plus ou moins modificatrices.

L'eau chaude est en somme l'agent employé dans les stations minérales dans lesquelles on donne les douches ascendantes (Plombières, Aix-les-Bains, etc.).

C'est surtout dans la colite chronique, muco-membraneuse, que cette pratique donne de bons résultats. Elles ont été employées et peuvent l'être encore dans le cancer de l'intestin inopérable, dans le choléra et dans d'autres cas d'entérite. Lorsqu'il existe des ulcérations intestinales, il ne faudra pas introduire de grandes quantités d'eau sous une pression considérable, à cause des dangers de dilacération et de rupture.

Parmi les solutions antiseptiques utilisables pour l'entéroclyse, nous signalerons les suivantes :

1° *Eau naphtolée* :

Naphol α	25 centigr.
Eau	1 litre

2° *Eau iodée* :

Teinture d'iode	10 gr.
Eau	1 litre

3° *Eau sulfo-carbonée*, c'est-à-dire saturée de sulfure de carbone;

4° Solutions faibles de *nitrate d'argent* :

Nitrate d'argent	10 à 50 centigr.
Eau	1 litre

5° *Lavements chloratés* (50 à 75 centigr. pour 250 gr. d'eau de chaux);

6° *Tannin*, à la dose de 3 grammes.

Lesage.

Lavage de l'intestin grêle. — Le malade est placé horizontalement sur le lit, la hanche gauche légèrement relevée par un coussin, de façon à mettre le cœcum dans une situation déclive. Cette position spéciale a pour but de permettre au liquide de chasser du cœcum les gaz qui s'y accumulent en grande abondance.

Ceci fait, on introduit dans le rectum une sonde en caoutchouc, telle que la sonde de Debove, jusqu'au milieu du côlon transverse. On peut sentir par la palpation à cet endroit l'extrémité mobile de l'instrument qui vient buter contre la paroi abdominale. L'autre extrémité de la sonde (en dehors de l'anus) est réunie par un tube de caoutchouc de 1 mètre, muni d'un robinet, à un bock rempli de 8 à 10 litres de liquide chauffé à 40° environ. Ce réservoir est élevé à peine au-dessus du plan horizontal du malade (de 20 à 30 centim. environ).

On laisse couler le liquide, qui, doucement et sous une très faible pression, vient remplir le cœcum, ainsi que le côlon transverse. Il est évident que, pour éviter la sortie du liquide par l'anus, on devra obturer complètement cet orifice à l'aide d'un tampon de coton, ou d'un appareil approprié construit par Galante.

Le cœcum se remplit ainsi progressivement, mais sans éprouver aucune distension. La percussion et la palpation de la région cœcale indiquent ce faible degré de réplétion. Cette dernière, obtenue *doucement*, *progressivement*, *sous faible pression*, permet l'accès du liquide dans l'intestin grêle, à partir du troisième litre; vers ce moment, le malade éprouve quelques coliques intestinales, et la légère douleur qu'il exprime permet d'affirmer que le liquide est dans l'intestin grêle.

Lorsque 3 litres sont écoulés, l'aide qui tient le bock (placé à 20 ou 30 centim. de hauteur) regarde le niveau d'eau. Si le niveau continue à baisser, il maintient cette situation; si, au contraire, le niveau reste stationnaire, il élèvera doucement le bock, et d'une faible hauteur, pour augmenter un peu la pression, et ainsi de suite jusqu'à l'écoulement du liquide.

Il faut, en effet, suivre attentivement à l'aide du niveau d'eau les variations d'hydrostatique intestinale. La pénétration du liquide dans l'intestin ne se fait pas aussi simplement que l'on pourrait se l'imaginer. Il faut tenir grand compte de la présence des gaz. Dans chaque anse intestinale, le liquide vient occuper la partie déclive, et les gaz la partie culminante. En suivant les indications données par le niveau d'eau, on attend la répartition spontanée du liquide dans tout l'intestin grêle.

Dès que celui-ci se remplit, on voit apparaître de la matité sur le côté droit et au dessus de la vessie, puis sur les côtés du ventre. Au contraire, autour de l'ombilic, l'abdomen proémine légèrement et devient sonore. Ceci est dû au refoulement des gaz, qui viennent former un *coussinet aérien périombilical*. Par suite de la situation horizontale du malade, le liquide *s'étale* dans tout l'intestin grêle et cela *sans le distendre*, si bien que, à partir du sixième litre, le liquide pénètre dans l'estomac.

Immédiatement, le malade a des nausées ou des vomissements qui consistent dans le rejet du liquide injecté, souillé plus ou moins par les matières fécales.

Le vomissement est le meilleur signe de l'entrée du liquide dans l'estomac. On ne peut guère se fier sur le clapotage stomacal, qu'il est très difficile de différencier du clapotage colique. L'espace de Traube peut devenir mat à la percussion.

Durant tout le temps, le niveau du liquide baisse doucement dans le bock. On évitera toute pression inutile, en suivant exactement les indications données par le niveau d'eau. Elles inscrivent fidèlement les modifications qui se passent dans la cavité digestive.

Ceci est d'une importance capitale, car il faut laisser en quelque sorte l'intestin aspirer le liquide.

On arrive progressivement à lever le bock à 40 ou 50 centimètres. Ces hauteurs pourront être dépassées, si l'écoulement ne se fait plus.

Pendant le lavage, le cœur et le poumon ne subissent aucune compression, par suite de l'absence de distension abdominale.

Dès que le liquide est parvenu dans l'estomac (à partir du sixième litre), on continue à injecter encore 1, 2 et 3 litres.

Pour l'évacuation du liquide, on peut procéder de la façon suivante :

Ou retirer simplement la sonde, et immédiatement un flot de liquide s'échappe par l'anus;

Ou bien laisser faire l'évacuation intestinale, tout en laissant la sonde à demeure, pour pouvoir faire un second lavage;

Ou bien encore, introduire dans l'estomac une sonde œsophagienne, que l'on amorce de manière à faire siphon, si bien que le liquide passe ainsi du rectum dans la bouche. Grâce à ce dispositif, on peut faire passer de grandes quantités de liquide, ce qui permet d'éviter la répétition des lavages.

LAVEMENTS NUTRITIFS.

Jaccoud.

Employer la peptone :

Bouillon	250 gr.
Vin	120 —
Jaunes d'œuf	N° 2
Peptone sèche	5 à 20 gr

Dujardin-Beaumetz.

Prescrire :

Jaune d'œuf.........	N° 1
Peptone sèche.......	2 cuillerées à dessert
Laudanum...........	V gouttes
Bicarbonate de soude.	0 gr. 50

pour un lavement. Un lavement, matin et soir.

LAXATIFS.

Constantin Paul.

Prescrire :

Podophyllin..........	0 gr. 30
Poudre de gingembre............	0 — 20
Miel............................	Q. S.

Mêler et faire 10 pilules; 1 ou 2 pilules, le soir.

LIENTÉRIE.

V. Audhoui.

Débarrasser l'estomac, même au moyen de la sonde; vider l'intestin chaque jour, à l'aide de lavements tièdes ; administrer trois fois par jour, le matin, à midi et le soir, deux des pilules suivantes :

Poudre de Colombo.............	0 gr. 80
Diascordium....................	8 — 50
Extrait de noix vomique........	0 — 48

Pour 20 pilules.

En même temps, faire prendre par tasses, de demi-heure en demi-heure, du lait de vache coupé par tiers avec de l'eau de fleurs d'oranger, ou avec de l'eau de laurier-cerise.

Lorsque la diarrhée a cessé, remplacer le lait par du bouillon de poulet, dans lequel on fait infuser, sur les cendres chaudes, de la racine de grande consoude et des feuilles d'*Hamamelis virginica* :

Bouillon de poulet..............	Q. S.
Racine de grande consoude incisée	4 gr.50
Feuilles d'*Hamamelis virginica*....	50 —

Enfin, après un long usage de ces remèdes, et lorsque l'irritation des organes digestifs a disparu, revenir progressivement à l'alimentation ordinaire.

Pendant la durée du traitement, prescrire des bains excitants, aromatiques, des frictions le long de l'épine dorsale et sur l'abdomen avec de l'alcoolat vulnéraire.

Jules Simon.

Lientérie des enfants. — I. TRAITEMENT. — Prescrire :

N° 1. Poudre d'yeux d'écrevisses...	1 gr.
Bicarbonate de soude.......	0 — 50
Magnésie calcinée..........	2 —
Colombo pulvérisé.........	0 — 30
Noix vomique pulvérisée....	0 — 10

Mêlez et divisez en 20 prises.

Une prise avant chacun des deux principaux repas, soit dans de l'eau, soit dans du pain azyme.

N° 2. Teinture de quinquina.....	5 gr.
— de rhubarbe.......	2 —
— de Colombo.......	2 —
— de noix vomique...	0 — 50

Mêler. — De V à X gouttes, avant les deux principaux repas, dans de l'eau froide, ou dans de l'eau chargée de vin de quinquina.

II. Régime. — Régime spécial, composé d'aliments réduits en pulpe, tels que pulpe de viande, pulpe de légumes cuits, œufs, et de temps en temps purées de pommes de terre ou de lentilles.

LITHIASE BILIAIRE.

Potain.

Provoquer l'évacuation des calculs par des lavages (boissons et lavements) et éviter les spasmes qui les arrêtent. C'est ainsi qu'agit le remède de Durande, dont voici la formule :

Éther...........................	30 gr.
Essence de térébenthine	15 —

Mais la térébenthine provoque des troubles digestifs.

Préférer l'éther pur, qui ne fait aucun mal, et administrer de X à XX gouttes de ce médicament, qui produit la diminution des crises. Le boldo agit dans le sens de l'éther, en combattant les spasmes. Le prescrire en infusion, comme véhicule de la dose quotidienne d'éther ordonnée.

Mais cette infusion éthérée ne suffit pas. Y joindre des boissons appropriées, prises en assez grandes quantités pour expulser les calculs.

Proscrire les eaux alcalines, très nuisibles aux malades, dont les vaisseaux sont altérés par l'ictère ; elles favoriseraient la tendance aux hémorragies.

Recourir aux eaux légèrement calcaires, de préférence à l'eau de Contrexéville, dont on peut faire prendre de une à deux bouteilles par jour.

Ch. Bouchard.

I. TRAITEMENT. — Conseiller les cures thermales, qui rendent ici les plus précieux services. Les eaux chaudes, à sels neutres et alcalins, sont surtout recommandables.

II. RÉGIME. — 1° *Repas.* — Repas espacés, réguliers et peu copieux; quantité strictement nécessaire de viandes, de graisses et d'aliments féculents ou sucrés; éviter les substances riches en cholestérine, telles que les cervelles, le boudin, les jaunes d'œufs; donner les légumes verts et les fruits à volonté. Proscrire les boissons gazeuses sucrées, ou fortement alcooliques; éviter les eaux séléniteuses.

2° *Exercice.* — Vie active et au grand air, exercices physiques, stimulations cutanées.

Jaccoud.

I. TRAITEMENT DES ACCÈS. — Pour calmer les douleurs résultant du passage des calculs à travers les voies biliaires, on a deux moyens : les injections sous-cutanées de chlorhydrate de morphine (1 centigr.) ou l'antipyrine, administrée par ingestion ou injection hypodermique, à la dose de 4 grammes par jour, en trois ou quatre fois dans la journée.

Lorsque l'accès douloureux est accompagné de vomissements, ce qui est le cas habituel, il n'y a, quel que soit le médicament choisi, qu'un mode d'emploi rationnel : la méthode hypodermique.

Proscrire les inhalations de chloroforme, comme dangereuses.

II. TRAITEMENT SUIVI PENDANT TOUTE LA DURÉE DE LA MALADIE. — Il s'agit de détruire les calculs existants et d'empêcher la formation de nouveaux calculs. Pour atteindre ce but, prescrire la médication lithontriptique suivante : C'est le remède de Durande, qui est ainsi formulé :

Éther........................... 30 gr.
Essence de térébenthine.......... 15 —

A prendre à la dose de 2 grammes par jour et à continuer, jusqu'à concurrence de 500 grammes, ce qui représente un traitement de longue durée (six ou huit mois).

On peut employer comme succédanés l'éther seul, aux doses ordinaires (X à XL gouttes) ou l'essence de térébenthine seule (4 à 6 perles de 10 centigr.).

L'essence de térébenthine a le défaut de ne pouvoir être supportée par certains estomacs, aussi faut-il préférer les injections hypodermiques.

Préparée en solution huileuse, l'essence de térébenthine est parfaitement tolérée, les doses à employer sont relativement minimes, l'action est prompte et plus régulière.

Conseiller une cure à Carlsbad, Vichy, Marienbad, Ems, Royat, Vittel ou Contrexéville.

III. Régime. — Alimentation simple; exclure les graisses, les féculents, les épices.

Exercice quotidien et modéré.

Dujardin-Beaumetz.

I. Régime. — Supprimer de l'alimentation toutes les substances grasses et les hydrates de carbone, féculents et sucres, qui peuvent fournir de la cholestérine.

Parmi les féculents, interdire principalement les pois, qui renferment un corps gras, très analogue à la cholestérine ; mais admettre les pommes de terre.

Conseiller les œufs avec réserve.

Régime mixte composé de viande et de légumes verts. Permettre toutes les viandes, mais rejeter les parties grasses. Éviter l'usage exclusif des viandes.

Autoriser tous les légumes verts.

Manger très peu de pain.

Interdire la pâtisserie.

Recommander les fruits, à l'exception de ceux qui sont trop sucrés.

Pour les boissons, couper le vin avec de l'eau de Vals ou de Vichy.

Rapprocher les repas, de manière à vider souvent la vésicule biliaire.

Tenir le ventre libre; faire un exercice suffisant.

II. Traitement. — En qualité de cholagogues, on prescrira :

N° 1. Evonymine..........	} àà	2 gr.
Savon médicinal.......		

Mêler et diviser en 20 pilules A prendre : 1 pilule le matin et 1 le soir.

N° 2. Salicylate de soude.........	15 gr.
Eau......................	250 —

F. s. a. — Prendre une cuillerée à dessert à la fin de chaque repas.

Ferrand.

Bien que la glycérine n'ait aucune action dissolvante sur les calculs biliaires *in vitro*, cette substance produit des résultats favorables chez les malades atteints de *lithiase biliaire*. Les crises sont non seulement modifiées profondément, mais elles ne tardent pas à disparaître.

La glycérine constitue le médicament de la diathèse lithiasique, aussi bien que le médicament des crises de coliques, mais le mode d'administration de cette substance devra différer dans l'un et l'autrecas.

I. Pendant la crise. — Contre les crises douloureuses, donner la glycérine à la dose de 20 à 30 grammes et il faudra rarement la continuer plusieurs jours pour obtenir l'effet souhaité. On la prescrira dans une potion aromatisée, soit avec de l'eau de laurier cerise. soit avec une autre eau distillée, et on y adjoindra 25 à 30 grammes d'eau chloroformée ; cette potion sera prise en deux ou trois fois, et en cas d'intolérance, par cuillérée, d'heure en heure environ.

I. Après la crise. — En dehors des crises, le médicament sera donné à doses plus légères et plus fractionnées, par exemple à la dose de 1 à 3 cuillerées à café dans un demi-verre d'eau alcaline.

Albert Robin.

1. Traitement. — La méthode qui consiste à administrer aux malades des doses d'huile d'olive variant de 100 à 200 grammes doit être abandonnée. En effet, à la suite de ce traitement, on trouve toujours dans les matières des concrétions qui ressemblent à des calculs biliaires, mais elles sont formées d'acides gras agglomérés, provenant de l'huile ingérée, et colorés en vert par la bile, surtout lorsqu'il se produit en même temps des fermentations dans l'estomac.

Le principal but à poursuivre devra être surtout de rechercher les moyens propres à stimuler la sécrétion biliaire, afin d'obtenir une bile moins concentrée, et de diminuer, par cela même, ses tendances à former des concrétions. Or voici quels sont ces moyens :

1° Augmentation de la quantité des boissons ;
2° Emploi des alcalins ;
3° Excitation des fonctions de la peau ;
4° Traitement hydrominéral.

1° L'utilité des boissons abondantes se conçoit aisément ici, et d'ailleurs on sait combien sont fréquentes les coliques hépatiques à la suite du régime sec.

2° En tête des alcalins dont l'indication s'impose, figure le bicarbonate de soude, pris en nature, ou mieux sous la forme d'eau de Vichy.

A. Si le malade suit le traitement à Vichy même, il prendra l'eau des sources de l'Hôpital et de la Grande-Grille, de la façon suivante :

α) Pendant les cinq ou six premiers jours, 200 grammes d'eau de l'Hôpital, le matin, en deux fois, 200 grammes d'eau de la Grande-Grille, dans la journée, en deux fois;

β) Au bout de ce délai, l'eau de la Grande-Grille seule, en augmentant la dose jusqu'à 500 grammes.

B. Si le malade ne peut aller à Vichy, il n'emploiera pas l'eau de la Grande-Grille qui doit être prise chaude, mais bien plutôt celle d'Hauterive ou de Lardy.

S'abstenir provisoirement de l'eau des Célestins, sur la pureté de laquelle le doute est permis, depuis que les expériences de MM. Roman et Colin ont montré qu'elle pouvait être contaminée par les infiltrations du sol et de l'Allier.

II. Régime. — D'une façon générale, et c'est un principe qui doit dominer la conduite du médecin, il faut supprimer de l'alimentation de ces malades toutes les substances, qui exigent de la part du foie un excès de travail, et, au premier rang de ceux-ci, figurent les corps gras. Pour les mêmes raisons, les aliments sucrés et féculents seront interdits.

De même, le vinaigre qui favorise le dédoublement des corps gras sera remplacé avantageusement par le jus de citron, l'acide citrique étant de tous les acides organiques le plus facile à comburer.

On prescrira de préférence un régime composé d'un tiers de viande pour deux tiers de légumes verts; on insistera sur l'usage des fruits et on recommandera même la cure de raisins pendant la saison propice.

Par contre, le lait, qui diminue la sécrétion biliaire, sera rigoureusement interdit.

Huchard.

La médication alcaline intensive donne de bons résultats. On peut donner aux malades jusqu'à 10 grammes de bicarbonate de soude par jour. Cette médication, au lieu d'être débilitante, anémiante, ainsi qu'on l'a souvent prétendu, serait reconstituante.

Elle favorise les oxydations et les combustions organiques; elle augmente l'excrétion de l'urée et diminue celle de l'acide urique; elle active encore la sécrétion biliaire, et réalise ainsi indirectement l'antisepsie intestinale.

On a accusé la médication alcaline de provoquer l'atrophie des glandes de l'estomac, cette accusation n'a pas le moindre fondement. Si, chez quelques malades traités par les alcalins, il y a des lésions glandulaires, il faut les attribuer à la maladie qui avait nécessité l'usage de cette médication alcaline.

Prescrire des *cachets cholagogues* renfermant de petites doses de benzoate de soude et de salicylate de soude, substances douées de propriétés réellement cholagogues. Associer à ces deux agents la poudre de rhubarbe (également cholagogue, quoique à un léger degré) et celle de noix vomique, lorsqu'il y a de la constipation et un état d'anorexie ou de dyspepsie plus ou moins accusé. Voici la formule de ces cachets :

Benzoate de soude..........	ãã 5 gr.
Salicylate de soude..........	
Poudre de rhubarbe........	
— de noix vomique.....	0 — 50

Pour 20 cachets; prendre 1 cachet à chaque repas.

A. Chauffard.

Prendre, en deux fois, à une demi-heure d'intervalle, 400 grammes d'huile d'olive pure, se coucher trois heures sur le côté droit. Si pénible que puisse sembler cette méthode, elle a toujours été bien tolérée : peu de nausées, à peine quelques vomituritions, un effet purgatif en général modéré, tels ont été les résultats observés.

MAL DE MER.

Ch. Richet.

Administrer le chloral, qui, à doses modérées, diminue énormément l'excitabilité nerveuse, et qui, à doses fortes, la fait entièrement disparaître.

Ne pas prendre le chloral, alors qu'on est déjà malade. Il faut que l'ingestion précède l'état nauséeux. Sinon, il est inefficace, et même par son odeur et son goût désagréables, il suffit à provoquer le vomissement, quand on a déjà le *cœur barbouillé*.

Prendre le chloral *avant* de s'embarquer. Alors, avec une dose de 3 grammes de chloral, on est dans un état de demi-ébriété. Surtout qu'on n'essaye pas de résister au sommeil. Il faut se rendre dans sa cabine, se coucher aussitôt et se laisser aller au sommeil. On s'endort tout de suite, et, si l'on a soin d'avoir près de soi la potion chloralisée, on en prend quelques gorgées chaque fois qu'on se réveille. Le temps passe ainsi avec une rapidité délicieuse, et on arrive sans encombre au terme de son voyage.

Faire prendre 1 gramme de sulfate de quinine en cachet, deux heures au moins et quatre heures au plus avant de s'embarquer.

Ne négliger aucune des autres précautions habituelles, comme la position couchée, par exemple, qui est toujours si efficace.

MÉTÉORISME.

Jules Simon.

Météorisme infantile. — Pratiquer des frictions, avec la préparation suivante :

Huile de camomille camphrée.		15 gr.
Teinture de belladone.......	} ââ	5 —
— de noix vomique....		

NEURASTHÉNIE GASTRIQUE.

Bouchard.

Neurasthénie gastrique. — I. TRAITEMENT. — Deux grandes indications : l'une s'adressant aux troubles de l'estomac et de l'intestin, l'autre à l'état du système nerveux.

1° Contre les *troubles de l'estomac et de l'intestin* :

A. Mettre en première ligne l'antisepsie gastro-intestinale.

B. Employer les procédés mécaniques, mis en usage pour agir directement sur l'estomac.

2° Contre l'*état du système nerveux* :

A. Hydrothérapie.

B. Exercices musculaires. Promenades en plein air. Distractions de toutes sortes.

II. RÉGIME. — Proposer un régime qui a pour but de satisfaire à une triple indication; il faut obtenir que la distension gastrique soit *faible*, *rare* et *courte*.

Pour répondre à la première indication, donner une alimentation suffisante, sous le plus petit volume possible. Modérer l'usage de l'eau et parce qu'elle tient de la place et parce qu'elle dilue le suc gastrique.

La deuxième indication exigera que les repas soient rares.

La troisième est remplie par l'usage d'aliments solides, faciles à digérer et très finement divisés pour que la surface de la digestion soit plus étendue. Exclure les aliments facilement transformables en acide acétique ; en conséquence, réduire l'alcool au minimum et supprimer le pain ou ne le tolérer que transformé en croûte grillée.

Dujardin-Beaumetz.

Neurasthénie gastrique. — I. TRAITEMENT MÉDICAL. — 1° *Antiseptiques pharmaceutiques.* — Dans les cas moyens :

Salicylate de bismuth........	āā 10 gr.
Magnésie anglaise..........	
Bicarbonate de soude.......	

En 30 cachets. — Un cachet à chaque repas.

Dans les cas les plus avancés :

Salicylate de bismuth.............	10 gr.
Naphtol α.........................	10 —
Magnésie anglaise.................	10 —
Bicarbonate de soude............	10 —

En 40 cachets. — Un cachet à chaque repas.

2° *Laxatifs.* — Prendre, le soir, en se couchant, dans un demi-verre d'eau, une cuillerée à dessert de la poudre suivante :

Follicules de séné, passés à l'alcool, en poudre..........	àà	6 gr.
Soufre sublimé............		
Fenouil en poudre..........	àà	3 —
Anis étoilé en poudre........		
Crème de tartre pulvérisée.....		2 —
Réglisse en poudre............		8 —
Sucre en poudre...............		25 —

3° *Lavages stomacal et intestinal.* — Faire ces lavages avec de l'eau boriquée à 10 pour 1000, ou avec du naphtol à 1 pour 1000. Pour le lavage intestinal, le siphon est préférable à l'irrigateur (1).

II. Régime. — Réduire à son minimum la quantité de liquide de l'alimentation.

Pour boisson, ne prendre qu'un verre et demi (300 gr.) d'un mélange de vin blanc léger avec de l'eau ordinaire; pas de boissons gazeuses, pas de vin pur, pas de liqueurs.

N'introduire des aliments dans l'estomac que lorsque ce dernier s'est débarrassé du bol alimentaire.

Suivre avec rigueur l'hygiène alimentaire suivante: Mettre, s'il est possible, sept heures entre les repas. Si le malade fait trois repas par jour, le premier aura lieu le matin à 7 heures et demie, le deuxième à 11 heures et demie; le troisième, à 6 heures du soir. S'il n'en fait que deux, le premier aura lieu entre 10 et 11 heures et le deuxième à 7 heures. Ne jamais manger ni boire entre les repas.

Réduire à son minimum la quantité de ptomaïnes introduites par l'alimentation; faire prédominer les œufs, les féculents, les légumes verts et les fruits.

a) Les œufs seront très peu cuits (crème).

b) Les féculents seront en purées (purées de pommes de terre, de haricots, de lentilles, panades, riz, pâtes alimentaires, nouilles, macaroni).

(1) Voyez, p. 178.

c) Les légumes verts seront très cuits (purées de carottes, de petits pois, salades cuites, épinards).

d) Les fruits seront en compotes, sauf les fraises et le raisin.

Si le régime carnivore est nécessaire, recommander les viandes très cuites (viandes braisées, bœuf à la mode, poulet au riz, volailles en daube).

Défendre le gibier, les poissons, les mollusques, les crustacés et les fromages faits, ainsi que les aliments trop liquides, et en particulier les soupes liquides. Prendre des soupes épaisses, sous forme de bouillies au gruau de blé, de riz, de maïs, d'orge et d'avoine.

Comme pain, prendre le pain grillé.

Promenades en plein air, exercices musculaires (gymnastique de l'opposant, escrime, etc.).

III. Traitement hydrothérapique. — Pour diminuer l'excitabilité du système nerveux, employer tous les procédés hydrothérapiques et en particulier les douches froides, prises tous les jours en jet le long de la colonne vertébrale, et très courtes. Leur durée ne dépassera pas quinze secondes.

S'il s'agit d'une dame, doucher les pieds avec de l'eau chaude.

Après la douche, frictions sèches énergiques, avec un gant de crin.

Il faut être très prudent à l'égard de l'usage des eaux minérales; cependant, chez les dilatés qui ont de la congestion du foie (ce qui est très fréquent) et dont les garde-robes sont très acides, les eaux de Vichy sont favorables; mais, le plus ordinairement, l'hydrothérapie bien appliquée peut suffire.

IV. Massage. — Le massage doit comprendre trois parties : le massage des muscles de l'abdomen le massage de l'estomac et le massage de l'intestin.

1° *Massage de l'abdomen.* — Faire d'abord un effleurage des muscles obliques, suivi de quelques malaxations lentes et superficielles et de quelques hachures; ensuite procéder au massage de l'estomac.

2° *Massage de l'estomac.* — Après avoir délimité l'estomac, produire avec la paume d'une main ou des deux mains, des pressions d'abord légères, puis de plus en plus fortes, qui vont de la grosse tubérosité de l'estomac vers le pylore; puis s'efforcer de saisir l'estomac et de le malaxer, en poussant toujours la masse alimentaire dans le pylore.

3° *Massage de l'intestin.* — Terminer la séance, qui ne doit pas durer plus d'une demi-heure, par un massage de l'intestin et surtout du côlon.

V. Électricité. — Nous croyons moins à l'efficacité du traitement par l'électricité; cette méthode agit très peu contre la dilatation et pas du tout contre les troubles qui en sont la conséquence (1).

NÉVROSES DE L'ESTOMAC.

Germain Sée.

Névroses gastriques. — Le *Cannabis* est le véritable sédatif de l'estomac; il n'a pas les inconvénients des narcotiques (opium et chloral), des absorbants (bismuth), des sédatifs généraux (bromure de potassium), des paralgésiants (antipyrine), des amers, de l'orexine, qui ont des effets défavorables sur le tube digestif.

Il favorise la digestion stomacale, ralentie par un état nervo-paralytique, ou rendue douloureuse par l'*hyperchlorhydrie*. Il n'amène aucun amendement dans la digestion des *anachlorhydriques*; il la rend moins

(1) Voyez, pour l'étude complète de la neurasthénie, Paul Lefert, *La pratique des maladies du système nerveux*, qui contient des articles de MM. Charcot, Jules Simon, Luys, Constantin Paul, Huchard, etc., Paris, 1894.

pénible, mais non plus efficace. Les propriétés calmantes du *Cannabis* exercent aussi leur action dans la digestion intestinale.

Il agit bien sur les phénomènes éloignés, tels que *vertiges*, *migraines*, *insomnies*, *palpitations* et même *dyspnées*; il annihile ces pénibles accidents; mais il ne modifie guère les dispositions nerveuses, qui se traduisent par l'*hypocondrie*, l'*hystérie*, ou la *névroasthénie*, bien que ces états aient souvent leur point de départ dans les affections stomacales.

L'action du *Cannabis* réclame le concours des autres méthodes curatives, comme les alcalins à hautes doses, certains purgatifs, et plus rarement les antiseptiques, qui remplissent des indications précieuses; elle exige surtout un régime alimentaire spécial.

Donner le lait, à la condition que la névrose appartienne à la classe des *hyperchlorhydries*. Le lait échoue au contraire contre les *anachlorhydries* et les *hypochlorhydries*.

Hayem.

Névroses douloureuses du tube digestif. — Les préparations d'opium, seules ou associées à la cocaïne, sont particulièrement indiquées.

Dujardin-Beaumetz.

Névroses de l'estomac. — Prescrire :

Chloroforme.	0 gr. 50
Alcool à 85°	2 —
Gomme du Sénégal en poudre . .	1 —
Sirop.	30 —
Eau	100 —

OBÉSITÉ.

Germain Sée.

Régime. — 1° *Boissons.* — L'eau améliore la nutrition, ce qui est à rechercher dans l'obésité; laisser le malade s'abreuver à son aise.

Il y a des boissons nuisibles aux gens gras : la bière, les alcools, les vins liquoreux, les liqueurs, l'eau-de-vie.

Les boissons les plus utiles sont les liquides théiques et caféiques. Préférer le thé, qui sera pris à une température élevée : la graisse est précipitée dans l'intestin et la digestion accélérée.

Si le malade boit à ses repas, il prendra à chacun d'eux un verre et demi de vin rouge ou blanc (soit 300 gr.) coupé avec une eau alcaline; s'il ne boit que deux heures après, la quantité de liquide pourra être plus grande.

2° *Aliments.* — Repousser les aliments aqueux, tels que la soupe.

Sont autorisés les œufs, le poisson, la viande, les légumes verts et les fruits.

Réduire les féculents au minimum. Le pain doit être très léger et composé surtout de croûte; jamais de pâtisserie.

3° *Exercices physiques.* — La gymnastique de chambre est souvent à prescrire; certains exercices, tels que celui dit *du mur*, conviennent surtout aux personnes qui ont le ventre fort. Le sujet se met debout contre un mur, en s'appuyant fortement contre la surface, puis il élève ses bras au-dessus de sa tête, en les maintenant étendus et en leur faisant décrire une demi-circonférence d'avant en arrière. Cet exercice développe les muscles abdominaux et maintient les parois du ventre.

Bouchard.

Dans les cas où il est nécessaire d'agir vite, prescrire comme seule alimentation, pour vingt-quatre heures.

Lait...........................	1 litre 25
Œufs...........................	N° 5.

Mais ce régime est difficilement accepté par les malades, bien qu'il détermine très rapidement la diminution du poids.

Dujardin-Beaumetz.

I. Traitement. — Après avoir examiné l'état du cœur et de la circulation avec le plus grand soin, établir le traitement suivant :

1° Chaque matin, faire sur le corps une lotion avec une éponge trempée dans de l'eau tiède additionnée d'eau de Cologne.

Friction sèche énergique après la lotion.

Massage.

2° Prendre chaque matin un verre à Bordeaux d'eau de Rubinat, de Carabana ou de Villacabras.

3° A la fin de chaque repas, prendre une cuillerée à soupe de la solution suivante :

Iodure de potassium.............	15 gr.
Eau distillée.....................	250 —

II. Régime. — 1° *Aliments*. — Suivre rigoureusement le régime suivant :

Premier repas : petit déjeuner, léger, à 8 heures :

Une tablette de chocolat.

20 grammes de pain (flûte de Peters).

Deuxième repas : déjeuner, à midi :

Deux œufs ou 100 grammes de viande.

100 grammes de légumes verts, ou de salade.
15 grammes de fromage.
Fruits à discrétion.
50 grammes de pain.
Un verre et demi de liquide (vin blanc léger, coupé d'eau de Vichy).

Troisième repas; dîner, à 7 heures :
Pas de soupe.
100 grammes de viande.
100 grammes de légumes verts, ou de salade.
15 grammes de fromage.
Fruits à discrétion.
50 grammes de pain.
Un verre et demi de boisson (vin blanc, coupé d'eau de Vichy).

Défense absolue de boire entre les repas.

Suppression du café, du thé, de l'eau de-vie, des liqueurs.

2° *Exercices physiques.* — Exercices corporels et entraînement progressif en plein air, appropriés à la force du sujet ; massage et bains chauds.

Albert Robin.

Il y a deux catégories d'obèses. Les uns éliminent beaucoup d'azote; ce sont les *obèses par excès*; ils peuvent boire beaucoup; les autres ne rendent que peu d'azote; ce sont les *obèses par défaut*; ils doivent subir la diète des liquides.

La balnéation chlorurée sodique, avec son pouvoir d'élever le coefficient d'oxydation, conviendra aux obèses par défaut de désassimilation, qu'elle fera maigrir plus ou moins, mais elle n'aura nul effet sur les obèses par excès.

OBSTRUCTION INTESTINALE.

Albert Mathieu.

Employer les lavements purgatifs, le massage abdominal, l'électrisation de la paroi abdominale et même le lavement électrique (1).

OCCLUSION INTESTINALE.

Tillaux, Monod, Peyrot, Schwartz.

On traite cette affection par l'*électricité*, la *gastrostomie*, l'*entérotomie* et la *laparotomie* (2).

Dujardin-Beaumetz.

I. Traitement interne. — Les lavements peuvent rendre de réels services dans l'occlusion intestinale. On emploiera d'abord les lavements purgatifs; les lavements d'eau simple sont utiles aussi, mais lorsqu'ils sont administrés d'une certaine façon.

Ce n'est plus un simple « clystère » que l'on doit employer, car il faut une injection puissante.

Pour cela, trois moyens : 1° l'*entéroclysme* ; 2° les *irrigations forcées* ; 3° les *injections dans le rectum*.

1° *Entéroclysme*. — Cantani créa l'entéroclysme et vulgarisa la méthode.

Le meilleur instrument est le tube de Debove. Dans le cas de compression de l'extrémité inférieure

(1) Voyez Paul Lefert, *La pratique journalière de la chirurgie dans les hôpitaux de Paris*, Paris, 1894, p. 192.

(2) Voyez Paul Lefert, *La pratique journalière de la chirurgie dans les hôpitaux de Paris*, Paris, 1894, p. 193.

du gros intestin, en pénétrant au-dessus de l'obstacle, la sonde permet de faire arriver les courants d'eau au milieu des matières fécales accumulées en ce point, et peut déterminer leur issue à l'état liquide.

2° *Irrigations forcées* — L'autre moyen consiste dans l'usage de pompes foulantes puissantes, qui permettent de lancer dans l'intestin un courant d'eau très énergique. Ce moyen peut être dangereux, sans être supérieur au précédent.

3° *Injections dans le rectum.* — On a vanté aussi les injections d'acide carbonique. Ce n'est pas encore là un procédé bien commode. On peut le remplacer avantageusement par les injections d'eau de Seltz dans le rectum.

II. Traitement externe. — Il est classique d'essayer aussi les ponctions intestinales capillaires. L'instrument le plus commode est alors une seringue de Pravaz, avec laquelle on peut faire sans danger des piqûres multiples. Ce n'est encore là qu'un moyen palilatif.

Il vaut mieux faire des applications de glace sur le ventre; elles excitent la contraction de l'intestin.

Enfin il y a un dernier procédé, il est presque toujours le meilleur : l'électricité.

Kirmisson.

Exclure du traitement de l'occlusion intestinale l'emploi des purgatifs, qui est plein d'inconvénients; ils exagèrent les douleurs et le ballonnement du ventre ; ils entretiennent les vomissements et hâtent le développement de la péritonite.

Au contraire, soumet-on le malade à la diète et aux opiacés, les vomissements sont supprimés, l'intestin est maintenu immobile, les douleurs cessent et l'éclosion de la péritonite en est retardée. Il y a donc tout intérêt pour le malade à employer cette méthode de traitement. Elle est en outre également très favorable au diagnostic ; le ballonnement du ventre étant évité, on peut plus aisément palper l'abdomen en tous sens, combiner le palper abdominal au toucher vaginal et au toucher rectal, et recueillir des renseignements précis, au sujet du siège et de la nature de l'occlusion.

Enfin, le traitement par la diète et les opiacés présente des avantages considérables au point de vue de l'intervention chirurgicale. La plus grosse difficulté dans la laparotomie pour occlusion résulte de la protrusion au dehors des anses intestinales distendues. qui viennent s'épanouir à la surface de l'abdomen, et dont la réduction est pleine de difficultés et de dangers. En l'absence de tympanisme, les recherches deviennent infiniment plus simples, l'opération plus facile et moins périlleuse.

Il y a donc intérêt à répandre ces notions et à condamner l'emploi des purgatifs qui, entre les mains d'un grand nombre de médecins, jouent encore un rôle dans le traitement de l'occlusion intestinale.

ŒDÈME ET ASCITE.

Huchard.

I. Régime. — Régime lacté. 2 à 2 litres et demi par jour.

II. Traitement. — Si le régime lacté détermine de la constipation, prescrire les cachets suivants :

N° 1. Poudre de rhubarbe.... } àà 10 gr.
Magnésie............. }

N° 2. Magnésie............. } àà 10 gr.
Fleurs de soufre....... }

Pour 20 cachets.

Si le régime lacté détermine de la diarrhée, couper le lait d'eau de Vichy (Célestins ou Saint-Yorre).

S'il n'est pas toléré, faire suivre une tasse de lait d'un cachet composé de la façon suivante :

Pancréatine................	àà	4 gr.
Pepsine..................		
Bicarbonate de soude........		

OXYURES VERMICULAIRES.

Dujardin-Beaumetz.

Administrer un lavement composé de :

Glycérine neutre...........	àà	50 gr.
Eau distillée...............		

J. Chéron.

Lavements avec :

Huile de foie de morue.........	40 gr.
Jaune d'œuf..................	N° 1
Eau.........................	125 gr.

Si ce lavement ne produit pas d'effet, donner un lavement avec l'huile de foie de morue pure.

PELVIPÉRITONITE.

J. Chéron.

Pelvipéritonite aiguë. — Quand la pelvipéritonite survient en dehors de l'état puerpéral et en dehors des interventions chirurgicales, on doit la traiter :

1° Par le repos absolu dans le décubitus horizontal et dorsal;

2° Par une alimentation uniquement liquide : lait, bouillons, eau alcaline, champagne frappé;

3° Respecter le repos de l'intestin et en même temps éviter la constipation, en donnant chaque jour quatre des cachets suivants :

Magnésie calcinée.................	5 gr.

En 10 cachets. — Prendre 2 cachets avant déjeuner; 2 cachets avant dîner.

4° Il faut s'abstenir de purgatifs et de lavements laxatifs;

5° Au début, il est très utile de faire une petite saignée de la paroi, en appliquant une dizaine de sangsues au-dessus de l'aîne, au point correspondant au maximum des douleurs ;

6° Aussitôt après, on immobilise la paroi abdominale en appliquant, sur tout le bas-ventre, une carapace épaisse de collodion élastique;

7° Combattre les vomissements avec la potion de Rivière, donnée, de préférence, dans une petite quantité d'eau alcaline;

8° Pour combattre les douleurs et les syncopes, pour relever les forces, pour ramener la tension artérielle à son chiffre normal et favoriser ainsi la résolution des exsudats, faire de une à quatre transfusions hypodermiques de sérum artificiel, de 10 grammes, ou même de 20 à 40 grammes, si l'hypotension artérielle est considérable et si la première transmission n'a pas fait monter suffisamment la pression sanguine.

Le sérum artificiel doit avoir la formule suivante :

Acide phénique neigeux...........	1 gr.
Chlorure de sodium...............	2 —

Phosphate de soude................	4 gr.
Sulfate de soude..................	8 —
Eau distillée......................	100 —

Les transfusions hypodermiques permettent de n'avoir que très exceptionnellement recours aux injections sous-cutanées de morphine. Si on ne pouvait pas, pour une raison ou pour une autre, pratiquer les transfusions de sérum artificiel, ou si les douleurs étaient intolérables, malgré leur emploi, on emploierait la morphine de la façon suivante : 5 milligrammes seraient injectés sous la peau toutes les six à huit heures, c'est-à-dire V gouttes de la solution que voici :

Chlorhydrate de morphine.....	0 gr. 20
Eau distillée...................	10 —

Les transfusions de sérum artificiel calment presque toujours les douleurs, dès les premiers instants, de telle façon que les injections de morphine deviennent inutiles; seules, ces transfusions ont une action puissante sur la tension artérielle; aucun moyen ne relève aussi rapidement l'état général, permettant ainsi à la malade de résister à l'affection; aucun moyen non plus ne limite plus rapidement l'extension du travail inflammatoire et ne favorise à un plus haut degré la résolution.

PÉRITONITE.

Bouchard.

Péritonite aiguë. — Les péritonites par perforation étaient considérées, il n'y a pas longtemps, comme des accidents au-dessus des ressources de l'art. Voici qu'on se décide à examiner le siège du mal; on ouvre l'abdomen, on le nettoie, on reconnaît le siège de la perforation, on y place une suture, on fait le pansement, la toilette du péritoine, et, la cause du mal étant supprimée, on guérit le malade.

La laparotomie est applicable au traitement de la péritonite que provoquent les plaies perforantes de l'intestin, les épanchements septiques ou suppurés dans le péritoine.

Debove.

Péritonite tuberculeuse. — La ponction seule est souvent employée comme procédé palliatif dans la forme ascitique de la maladie ; ce n'est pas, à proprement parler, un moyen curatif.

Or, on peut pratiquer la ponction, et faire du même coup un lavage, c'est-à-dire mettre le malade dans les conditions qui ont si bien réussi aux chirurgiens, et cela sans laparotomie.

MODE OPÉRATOIRE. — Faire d'abord la ponction et, à l'aide de l'aspirateur, enlever la plus grande quantité de liquide possible; puis pratiquer le lavage du péritoine; se servir, pour ce lavage, d'eau boriquée bouillie que l'on a eu soin de laisser refroidir jusqu'à 39° ou 40°. Le liquide qui ressort ne tarde pas à devenir de plus en plus limpide; lorsqu'il est complètement clair, que l'on juge que la séreuse tout entière s'est trouvée en contact avec lui, on cesse et on retire le trocart.

L'intervention ramène chez le malade un état aigu de peu de durée; puis l'amélioration commence et va progressivement.

Millard.

Péritonite tuberculeuse. — La laparatomie ou la

paracentèse suivie d'injection de naphtol camphré ne sont pas toujours indiquées; un traitement purement médical peut, dans certains cas, assurer la guérison de la péritonite tuberculeuse; par exemple, les applications répétées de collodion sur le ventre ont donné de bons résultats.

Rendu.

Péritonite tuberculeuse. — Avant de faire une laparotomie à une malade atteinte de péritonite tuberculeuse, il importe de s'être assuré qu'elle ne peut pas guérir par des moyens moins violents, moins dangereux et moins coûteux, ce qui est même une considération pour certains malades.

Les injections intrapéritonéales de 10 grammes de naphtol camphré procurent souvent la guérison. Après la ponction de l'ascite, on injecte dans la cavité le contenu de cinq seringues de Pravaz amorcées par la solution.

Les badigeonnages à la teinture d'iode sur le ventre peuvent aussi donner de bons résultats.

Routier.

Péritonite tuberculeuse.— Il n'est pas toujours commode de nettoyer complètement la poche purulente, et souvent la ponction est un moyen aveugle, le chirurgien ne sait pas bien ce qu'il fait; tout au plus pourrait-on employer la ponction dans le cas où l'on aurait à traiter une petite poche limitée, et encore est-ce un procédé infidèle.

C'est à la laparotomie qu'il conviendra d'avoir recours.

PÉRITYPHLITE

De Saint-Germain.

Pérityphlite chez les enfants. — La première chose à faire, lorsqu'on soupçonne une pérityphlite chez un enfant, c'est de lui faire garder le repos au lit, en lui recommandant expressément de ne pas remuer; l'immobilité doit être aussi grande que possible, pour empêcher la rupture des adhérences qui immobilisent l'intestin. C'est en ne tenant pas compte de ce précepte, qu'on a vu des rechutes se produire et mettre en danger la vie du petit malade.

Les selles seront assurées par un purgatif et parmi tous les purgatifs, le meilleur à employer est le calomel : 1° à cause de ses propriétés antiseptiques; 2° parce qu'il ne fait pas contracter l'intestin. On l'emploiera à la dose de 20 centigrammes à 1 gramme, selon l'âge de l'enfant.

On calmera la douleur, au moyen d'injections morphinées faites avec la seringue de Pravaz dans la fosse iliaque droite (5 milligr. à 1 centigr. de morphine pour 1 centimètre cube d'eau). On pourra encore employer dans ce but le cataplasme de fécule laudanisé qui agit à la fois comme émollient et comme anti-douloureux.

Comme révulsif, au début, on choisit, outre les sangsues (4 à 10 dans la fosse iliaque, selon l'âge de l'enfant), la glace pilée et le collodion, ce dernier moyen étant cependant inférieur aux deux autres. Les vésicatoires devront être réservés pour la fin de la maladie; il en est de même des pommades résolutives, faites avec :

Mercure........................	} ââ p. é.
Axonge........................	

Si on constate la formation d'un abcès, il faut se hâter de l'ouvrir antiseptiquement au bistouri. On fera une incision verticale de 5 à 6 centimètres, sur le grand axe de la tumeur; après l'évacuation du pus, on pourra bourrer la plaie de gaze iodoformée et appliquer un pansement ouaté.

La diète sera rigoureusement observée; on ne permettra des potages et des bouillons que si la maladie se prolonge trop longtemps.

Paul Berger.

Pérityphlite et appendicite. — L'opération ne saurait être adoptée comme la règle, dans le traitement de la pérityphlite et de l'appendicite au début.

En mettant à part les cas très légers, dont la bénignité écarte d'elle-même l'idée d'une opération, et les faits d'appendicite suraiguë où la perforation est évidente et où l'incision de la paroi abdominale doit être pratiquée sans aucun retard, c'est à l'expectation qu'il faut se rattacher dans la majorité des cas; mais cette expectation doit être limitée et l'aggravation des signes locaux, l'apparition des caractères qui indiquent la formation d'une collection, les symptômes de péritonite commençante doivent faire aussitôt pencher la balance du côté de l'intervention.

C'est à l'incision dans la fosse iliaque droite sur la tumeur, qu'il faut avoir recours, plutôt qu'à la laparotomie pratiquée sur la ligne blanche, celle-ci étant réservée aux cas où il s'est développé une péritonite généralisée par perforation. On doit chercher à découvrir et à extirper l'appendice cœcal, mais ce n'est pas toujours possible et des recherches prolongées aggravent le pronostic de l'opération. D'ailleurs, les résultats de celle-ci ne sont guère encourageants, du moins pour ce qui est des appendicites avec perforation (1).

PERTE D'APPÉTIT.

Germain Sée.

Le *Cannabis* fait cesser les sensations douloureuses et rétablit l'appétit, dans quelque condition que les douleurs et les inappétences se produisent.

Le prescrire en potion sous forme d'extrait gras. 5 centigrammes divisés en trois doses par jour. Au delà, il devient toxique et cette toxicité se traduit par de l'ébriété.

Si les inappétences dépendent d'une *hyperchlorhydrie*, aider l'action du *Cannabis* par de fortes doses de bicarbonate de soude, administré quatre heures après l'ingestion des aliments.

PURGATIFS.

Germain Sée.

Purgatif doux. — Prescrire :

Soufre sublimé.............	}	
Crème de tartre............	} àà	30 gr.
Magnésie calcinée..........	}	
Essence d'anis.............		1 —

Prendre une cuillerée à café dans un peu d'eau avant les deux repas principaux.

L'administration de cette préparation, si simple et si innocente, a le double avantage de ne pas donner de coliques comme les poudres similaires à base de

(1) Voyez plus haut *Appendicite*, p. 28.

séné, ou les purgatifs drastiques, et de ne jamais être suivie de constipation.

Dujardin-Beaumetz.

Le bouillon aux herbes aide, dans une certaine mesure, l'action purgative des tisanes laxatives, et en général de tous les purgatifs. En voici la formule :

Feuilles fraîches d'oseille..........	40 gr.
— — de laitue.........	20 —
— — de poirée.........	10 —
— — de cerfeuil.......	10 —
Beurre........................	5 —
Sel marin.....................	2 —
Eau	1 litre

On lave les feuilles, on les fait bouillir jusqu'à cuisson, on y ajoute le sel et le beurre et l'on passe. On en prend 4 tasses dans la matinée.

Constantin Paul.

Substituer le phosphate au sulfate de soude; le phosphate a l'avantage de purger sans coliques.

Voici les deux mélanges prescrits couramment :

1° *Potion purgative :*

Phosphate de soude.............	25 gr.
Eau distillée....................	200 —
Sirop de sucre.................	60 —
Alcoolature de citrons...........	XX gouttes.

2° *Limonade purgative légèrement gazéifiée :*

Phosphate de soude..............	25 gr.
Eau distillée....................	250 —
Sirop de sucre................	60 —

Alcoolature de citrons...........	XXV gouttes
Acide citrique....................	2 gr.
Bicarbonate de soude...........	2 —

Au bout de deux heures au plus, une première garde-robe, suivie à distance de deux ou trois autres, se produit.

Cette limonade a une action sûre, commode et même agréable, car elle se boit facilement.

Jules Simon.

Lavement purgatif. — Quoique banale, cette préparation convient, quand on veut agir énergiquement.

La formuler ainsi :

Sulfate de soude...............	15 gr.
Follicules de séné..............	5 —
Eau.............................	200 —
Miel de mercuriale..............	30 —

F. s. a. pour un lavement, chez les enfants.

Cette préparation donne lieu quelquefois à des coliques.

Sevestre.

Purger les enfants avec :

Eau bouillante.................	100 gr.
Manne en larmes................	30 —
Follicules de séné.............	4 —
Poudre de café torréfié..........	10 —

M. s. a. — A faire prendre dans la journée.

PYOPÉRIHÉPATITE.

Lannelongue.

Pyopérihépatites tuberculeuses. — L'incision simple ne suffit pas. Il faut mettre à nu les parois de l'abcès, les ruginer soigneusement comme pour les autres variétés d'abcès froids, reconnaître l'état de la surface du foie.

Comme méthode de choix : *incision simple* des parois abdominales et *décortication* du foyer tuberculeux périhépatique abcédé ;

Comme méthode de nécessité : *résection du bord inférieur du thorax* jusqu'à la sixième ou septième côte. Elle est indiquée dans les cas d'abcès de la face supérieure du foie et de fistules.

PYROSIS.

Germain Sée.

Pour favoriser l'élimination des gaz et calmer les sensations pénibles que produisent les gaz de fermentation, administrer le *Cannabis indica*.

Peter.

Prescrire :

Bicarbonate de soude	5 gr.
Craie lavée	2 —
Extrait de noix vomique	0 — 20

Pour 20 cachets ; 1 cachet après chaque repas.

RÉGIME ALIMENTAIRE

Germain Sée.

Les aliments véritables ont pour fonction l'apport d'une provision d'énergie qui se transforme dans le corps en force vive. Cette énergie s'exprime par la quantité de chaleur qui devient libre, lors de la combustion, et se mesure par des calories. Les substances qui brûlent et fournissent des calories sont donc seules de véritables aliments :

Au point de vue thermo-chimique, il n'existe que trois aliments :

1° Les albumines, qui sont azotées, se brûlent incomplètement et se transforment incomplètement, en urée;

2° Les graisses;

3° Les hydrates de carbone (fécule ou sucre), qui se consument entièrement dans le corps.

L'albumine fournit 4,1 calories, la graisse 9,3, les hydrates de carbone 4,1 et l'alcool, 7,3. Les aliments dits minéraux ne se consument pas; ce ne sont que des soutiens de l'édifice minéral.

Pour la ration thermique, la dose d'albumine autrefois admise peut être réduite de plus de moitié, soit de 60 à 70 grammes représentant 258 calories ; elle se complète avec 60 grammes de graisse (562 calories) et 494 grammes d'hydrate de carbone (2,026 calories). L'albumine a donc été gaspillée. On peut vivre avec des rations d'albumine moitié moindres, en remplaçant la différence par les deux autres aliments, à la condition de ne pas aller jusques au bout.

La ration azotée suffit pour remplir l'acte réparateur et les fonctions musculaires; mais, dès que l'individu est à la portion congrue de l'albumine, l'épargne de ce produit devient indispensable. Les moyens d'économie sont normalement les graisses et les hydrates de carbone; les moyens d'épargne accessoires sont l'alcool, et, en outre, un produit azoté, la gélatine.

Les plus nutritifs, parmi les corps albumineux, sont les albumines animales (blancs d'œuf, fibrine du sang, musculine, caséine). Les albumines végétales, les légumineuses, le gluten, sont à peu près de même valeur ; les albuminoses et les peptones surtout n'ont qu'un pouvoir auxiliaire de l'épargne et ne sont pas directement nutritives ; les protéides, c'est-à-dire l'hémoglobine, les nucléo-albumines, les nucléines se dédoublent et donnent naissance à des produits très variés.

Pour être nourrissante, une substance doit fournir, par rapport à son poids et à son volume, la plus grande quantité du principe nutritif, c'est-à-dire de l'élément thermogène. De plus, elle doit produire la satisfaction du goût et de la faim, sans provoquer trop vite le sentiment de satiété ; elle doit enfin répondre aux conditions normales de digestibilité stomacale et d'absorption intestinale.

Ainsi le lait est plus nourrissant que la viande râpée et, bien que la viande soit considérée comme plus fortifiante, c'est au pain beurré qu'il faut donner la préférence.

La digestibilité des aliments relève de leur facilité à se mettre en contact avec le suc gastrique, comme pour les aliments liquides, le lait et les œufs coagulables ou non, pour les viandes ramollies ou divisées; mais la digestibilité chimique, ainsi comprise, n'est pas absolue, car il est des aliments très compacts, très concentrés, les œufs durcis, les gros morceaux de viande, le gros pain qui peuvent être digérés facilement sinon dans l'estomac du moins dans l'intestin.

Cependant, l'assimilabilité des aliments dans celui-ci ne correspond pas directement à leur digestibilité gastrique.

Les aliments les plus assimilables et absorbables sont la viande, les œufs, le fromage, les hydrates de carbone, lorsqu'ils sont débarrassés de leurs enveloppes de cellulose.

Dans les végétaux, les produits qui profitent le moins relativement sont les albuminates et surtout les composés amides ; les albuminates végétaux sont moins absorbés que les animaux ; mais les fécules le sont totalement et les graisses en grande partie. Cette assimilation se fait dans l'intestin, même quand l'estomac est supprimé chimiquement par la maladie. Mais il est une condition indispensable pour obtenir cette force compensatrice de l'intestin, c'est le mode de préparation des aliments. On n'y arrive qu'à l'aide des viandes crues, de l'œuf, du lait, du tissu cellulaire bien cuit, quelquefois de la mie de pain blanc.

La digestion intestinale ne se fait, dans les maladies de l'estomac, que lorsque les aliments sont à l'état de division ; une alimentation vulgaire amène la déchéance ; l'amaigrissement a lieu alors par suite de l'absence de digestion ou d'assimilation intestinale et si la maladie stomacale s'accompagne d'anorexie, comme dans le catarrhe gastrique.

Quand, enfin, l'intestin élimine rapidement le contenu, il n'y a plus ni digestion, ni absorption ; or, cette irritabilité intestinale tient ou à des aliments dits rafraîchissants, à des boissons dites tempérantes ou à une lésion intestinale diarrhéique ou ulcéreuse. Dans ces cas, tout est à changer, le régime et les boissons, et il faut, avant tout, réparer l'intestin.

RÉGIME VÉGÉTARIEN.

Dujardin-Beaumetz.

1° *Aliments.* — Le malade se nourrira exclusivement d'œufs, de féculents, de légumes verts et de fruits :

A. Œufs sous toutes les formes : œufs à la coque, œufs brouillés, omelette, crême.

B. Les féculents seront à l'état de purées : purées de pommes de terre, de haricots, de lentilles, racahout, farine lactée, chocolat, revalescière, bouillies au gruau de blé, de riz, d'orge, de maïs, d'avoine; panades passées; riz sous toutes les formes; pâtes alimentaires, nouilles et macaroni.

C. Tous les légumes verts sont autorisés : purées de carottes, de navets, de julienne, salades cuites, épinards.

D. Les fruits seront en compote; la pâtisserie est autorisée.

Le pain est permis.

2° *Boissons.* — Comme boisson, boire de la bière, soit à l'extrait de malt coupé avec de l'eau d'Alet, soit encore avec du lait.

Le vin pur et les liqueurs sont défendus.

REIN MOBILE.

Félix Guyon.

Rejeter la *néphrectomie* et préférer la *néphrorraphie*, Les succès durables de la néphrorraphie appartiennent tous aux opérateurs qui ont suturé directement le rein, en passant à travers sa substance. Il n'y a pas d'accident consécutif à cette manière de faire.

La technique de la suture du rein doit être réglée de telle sorte que l'organe déplacé puisse être solidement fixé, sans que l'on soit exposé à exercer la moindre striction, ni aucun tiraillement sur son parenchyme. Ce procédé permet de limiter les points de suture, on peut les réduire à trois ou quatre au plus. Il n'est pas besoin de recourir à la mise à nu de la substance rénale, pour obtenir une cicatrice solide et définitive.

Legendre.

PROPHYLAXIE. — Il faudrait recommander aux mères dont les filles présentent, dès l'enfance, parmi les autres attributs de l'arthritisme et du nervosisme, de l'atonie gastro-intestinale, de ne leur permettre que l'usage intermittent de corsets spéciaux, dépourvus de toute armature rigide et parfaitement élastiques.

Quand on donne des soins à une jeune femme dyspeptique, neurasthénique, surtout si elle s'amaigrit, surtout quand elle relève de couches ou d'une opération chirurgicale faite sur l'abdomen, il faut l'engager à combattre l'influence fâcheuse du corset par l'usage habituel d'une *sangle abdominale*, entièrement élastique, exerçant une pression concentrique capable de suppléer à l'insuffisance de tonicité des parois. Il faut pour cela qu'elle soit *exactement adaptée*, ce qui est rare.

Cette ceinture sera aussi le meilleur palliatif quand la *néphroptose* sera réalisée.

On insistera sur l'utilité d'un *régime propre à prévenir le météorisme* et sur l'usage périodique de la strychnine.

RÉTRÉCISSEMENTS DE L'ŒSOPHAGE ET DU RECTUM.

Verneuil, Schwartz, Peyrot.

1° *Œsophage.* — Les méthodes employées sont: l'*œsophagotomie*, la *gastrostomie* et la *dilatation de l'œsophage*;

2° *Rectum.* — On emploie la *rectotomie* de préférence à la divulsion (1).

RUPTURE DE L'INTESTIN.

Paul Berger.

La recherche de l'intestin déchiré dans la cavité abdominale est une opération autorisée.

La toilette minutieuse d'un péritoine atteint de péritonite par épanchement stercoral, au début, peut arrêter net l'inflammation de la séreuse.

Le plus grand danger, après la résection et la suture de l'intestin, réside, comme dans toutes les opérations de ce genre, dans la possibilité de la disjonction de la suture. Tous les efforts doivent tendre au perfectionnement de cette suture; aussi il est prudent de laisser la portion suturée et réduite au voisinage de la réunion de la paroi abdominale.

Il est important de nourrir les opérés avec une extrême précaution.

Enfin, il est permis d'espérer que l'expérience de faits semblables et l'acquisition de perfectionnements

(1) Voyez Paul Lefert, *La pratique journalière de la chirurgie dans les hôpitaux de Paris*, Paris, 1894, p. 245.

successifs donneront, par cette conduite, des succès complets dans les ruptures traumatiques de l'intestin où l'intervention pourra être précoce.

SPLÉNOMÉGALIE.

Debove.

Splénomégalie primitive. — Arsenic à hautes doses et régime lacté.

STOMATITE.

Jaccoud.

Stomatite ulcéro-membraneuse et gingivite chroniques. — Prescrire un gargarisme astringent à base de quinquina et de chlorate de potasse :

Chlorate de potasse.............	5 gr.
Teinture de cochléaria.........	25 —
Décoction de quinquina..........	200 —
Miel rosat......................	50 —

En gargarismes, à répéter plusieurs fois dans la journée.

Jules Simon.

Stomatite ulcéreuse des enfants. — Prescrire des gargarismes avec :

Alcoolature de cochléaria........	10 gr.
Teinture de quinquina..........	8 —
— de cachou............	4 —
— de benjoin...........	2 —
Eau de Botot..................	200 —

Une ou deux cuillerées à bouche dans un verre d'eau.

Aug. Ollivier.

Stomatite aphteuse chez les enfants. — Ayant eu l'occasion d'observer, dans mon service hospitalier, plus d'enfants atteints de stomatite aphteuse que je n'en observe d'habitude, j'ai fait une enquête, de laquelle il est résulté qu'un bon nombre de ces malades venaient des quartiers où la fièvre aphteuse sévissait sur les bêtes à cornes; plusieurs d'entre eux avaient été alimentés avec le lait des vaches contaminées. J'ai vu, dans ces faits, la confirmation d'une opinion émise, il y a près d'un siècle, oubliée depuis, défendue de nouveau énergiquement depuis quelques années, à savoir que le lait de vaches et de chèvres atteintes de fièvre aphteuse peut produire une stomatite aphteuse chez les personnes qui le boivent.

Lorsque dans une crèche, dans un pensionnat, quelques enfants sont pris de stomatite aphteuse, les médecins de ces établissements doivent avertir le directeur que le moyen le plus sûr et le plus simple pour arrêter l'extension de l'épidémie est de changer de vacherie ou de faire bouillir le lait.

Il va sans dire que l'on prendra en même temps toutes les mesures propres à empêcher les enfants de se communiquer le mal les uns aux autres.

Descroizilles.

Stomatite diphtérique ou gangréneuse des enfants. — Prescrire le gargarisme suivant :

Quinquina rouge	10 gr.
Eau	138 —

Faire une décoction.
Ensuite, faire infuser :

Roses rouges	3 gr.
Eau bouillante	150 —

Réunir l'infusion à la décoction de quinquina et ajouter :

Teinture de myrrhe	4 gr.
Acide chlorhydrique	VI gouttes.

Pour un gargarisme.

Legroux.

Stomatite impétigineuse. — Prescrire les badigeonnages au pinceau avec la solution de nitrate d'argent au 1/20°, dans les cas d'ulcérations atones et rebelles.

Sevestre.

Stomatite impétigineuse. — Après la chute des plaques, dans la période ulcéreuse, badigeonner les ulcérations avec la glycérine phéniquée à 10 pour 100, avec le naphtol camphré, le phénol sulforiciné à 20 pour 100, ou mieux, avec le salol sulforiciné, préparation aussi antiseptique mais moins douloureuse.

Employer les lotions chloralées, suivies d'une insufflation avec l'iodoforme pulvérisé.

J. Comby.

Stomatite impétigineuse localisée au bord libre des lèvres. — Au début, dans la période pustuleuse, lotions à l'eau boriquée, à l'eau salolée, à l'eau chloralée et, au besoin, avec la solution faible de liqueur de Van Swieten; puis, dans l'intervalle des lotions, protéger les régions malades par les badigeonnages avec la glycérine et les lavages répétés avec la solution aqueuse de chlorate de potasse à 5 pour 100.

La supériorité du chlorate de potasse ne semble pas établie; c'est un médiocre agent antiseptique et il n'est pas indiqué, à cette période, de faire appel à ses vertus astringentes.

Dans la période croûteuse, il importe de provoquer la chute des croûtes, par le classique cataplasme de fécule, arrosé d'eau boriquée et de panser la surface qu'elles recouvrent.

Stomatite impétigineuse des parois buccales, du voile et des piliers du palais, des joues, etc. — Dès le début, dans la période des plaques et pendant toute la durée de la maladie, irrigations chaudes et fréquentes avec l'eau boriquée, chloralée ou mieux salolée; le salol, maintenu en suspension dans le véhicule, ayant l'avantage de former un dépôt sur la muqueuse; ce qui est une circonstance favorable pour en réaliser l'antisepsie.

Stomatite aphteuse ou herpétique, chez les enfants. — Prescrire la solution suivante :

Chlorate de potasse................	2 gr.
Glycérine..........................	20 —

F. s. a. — Toucher les ulcérations de la bouche, six fois par jour, avec un pinceau trempé dans cette solution.

E. Hirtz.

Stomatite aphteuse infectieuse des enfants. —

I. Indications locales. — Pour *calmer les douleurs* de la période ulcéreuse, interposer entre les muqueuses gingivale et bucco-labiale des tampons de ouate hydrophile, imbibés de :

Salicylate de soude..............	1 gr.
Chlorhydrate de cocaïne.........	2 —
Eau............................	100 —

Dans la première période, prescrire des gargarismes, des fumigations émollientes.

Pendant la période de réparation, ordonner des gargarismes et des bains de bouche légèrement astringents avec une solution de coaltar saponiné faible.

II. Indications générales. — Contre la *fièvre*, sulfate de quinine.

Contre l'*insomnie*, injections de morphine.

Laxatifs légers.

Pratiquer l'antisepsie intestinale avec :

Salicylate de bismuth......... Naphtol......................	} ãã 2 gr.

Pour vingt-quatre heures.

III. Régime. — Laitage, œufs à peine échaudés.

Balzer.

Stomatite mercurielle. — Chaque matin, enlever avec une curette mousse les enduits qui siègent sur la muqueuse de la langue, sur les gencives, les dents et les joues ; enlever ces enduits plusieurs fois par jour à l'aide d'un pinceau de coton hydrophile, imbibé de liquides antiseptiques (eau naphtolée, boriquée, eau de mélisse additionnée d'eau tiède, en parties égales) ; badigeonner la bouche avec cette eau plusieurs fois dans la journée.

Isoler les joues des dents et des gencives, à l'aide de *tamponnets de coton*, placés dans le repli gingival et même sous la langue. Ces pansements à demeure répondent à une indication formelle, car c'est surtout au contact des dents que se forment les ulcérations.

Le Gendre.

Stomatite de la fièvre typhoïde. — Prescrire :

Acide borique.....................	1 gr.
Chlorate de potasse	8 —
Jus de citron......................	15 —
Glycérine..........................	3 — 50

Faire dissoudre.

Ce collutoire modifie rapidement l'état fuligineux des lèvres et des dents, la sécheresse des gencives et de la langue.

TÆNIAS.

Potain.

Le *Tænia solium*, qui est plus souvent multiple que le *Tænia mediocanellata*, se fait de plus en plus rare; cela tient à ce que les porcs ladres sont plus faciles à reconnaître que les bœufs cysticerques.

Les *tænicides* sont, pour la plupart, des poudres métalliques agissant par traumatisme sur le ver : poudres de fer, de zinc, d'étain, de charbon.

Les *poisons chimiques* comprennent le pétrole et la noix vomique.

Les *stupéfiants* sont l'acide carbonique, l'éther, l'alcool. Quelquefois, le parasite a été rendu à la suite d'une forte absorption de liquide alcoolique.

Enfin, il y a les *spécifiques*. La plupart donnent des résultats médiocres ; c'est cependant là que sont les vrais remèdes. Trois des principaux appartiennent à la matière médicale exotique :

Le *mucenna*, sorte d'acacia, dont on donne l'écorce en poudre et qui serait très utile en Afrique; en France, les résultats sont moins bons.

Le *kamala*, sorte de poudre rouge, que l'on trouve dans le fruit d'une euphorbiacée de l'Inde; en administrer 12 grammes dans un purgatif huileux.

Enfin le *kousso*, arbre d'Abyssinie, dont on emploie les fleurs en poudre grossière ; faire macérer, puis infuser 20 grammes, et avaler le tout, solide et liquide. L'activité des fleurs mâles et celle des fleurs femelles diffèrent, et c'est peut-être là la cause de la variabilité des résultats obtenus. Le mélange d'eau et de fleurs est difficile à avaler; on a essayé de le granuler, mais il faut avaler 48 grammes de ces granules pour ne prendre que 16 grammes de fleurs.

Les spécifiques indigènes sont aussi au nombre de trois :

La *fougère mâle*. Se servir du rhizome, qui renferme une huile volatile et l'employer sous forme de poudre, ou d'extrait éthéré. On donne 4 grammes de la poudre en suspension dans une potion, mais avec des succès médiocres. On a conseillé des capsules, contenant à la fois de l'extrait éthéré et du calomel, mais il faut encore en avaler 16 au moins; en somme, la fougère mâle est d'un emploi difficile.

La graine de *courge* ou potiron commun. Employer les graines en les mondant ; 50 à 60 grammes représenteront 140 grammes de semences entières. Piler en pâte et donner soit sous forme d'électuaire, soit en émulsion dans du lait. Administrer ensuite un purgatif quelconque. Employer le remède chez les enfants et chez les adultes difficiles.

La racine de *grenadier*. Employer l'écorce de la racine et celle des branches, en rejetant les rameaux de l'année. Quand elle est fraîche et quand l'arbre n'est pas malade, elle est très active ; elle s'altère facilement. Se servir de la poudre, de l'infusion, de l'extrait, prescrire 60 grammes de poudre, préparation désagréable et la moins efficace. L'infusion est plus utile et se fait avec 60 grammes d'écorce fraîche ou sèche. Ne jamais employer d'écorce vieille. Mettre les 60 grammes d'écorce dans 750 grammes d'eau que l'on fait bouillir, laisser macérer vingt-quatre heures puis évaporer 500 grammes. Cela fait beaucoup de liquide à boire, mais cette quantité est nécessaire, afin que l'estomac envoie rapidement le tout dans l'intestin et qu'il ne se fasse pas d'absorption dans le ventricule. Enfin, terminer le traitement, en donnant un purgatif approprié à l'état des voies digestives du malade.

Le principe actif de la racine de grenadier est la pelletiérine, alcaloïde liquide, qui forme un sulfate solide. Très peu actif, ce sulfate le devient beaucoup, quand il est associé au tannin, qui le rend cependant beaucoup moins soluble. Les résultats sont plus favorables qu'avec l'écorce. Au début, on donnait 70 centigrammes; mais 30 sont suffisants. Une dose forte est loin d'être inoffensive.

Tous les tænifuges sont bons, pourvu qu'ils soient frais. La renommée qu'ont certains pharmaciens de délivrer de bons tænifuges leur permet de renouveler fréquemment leurs produits et de maintenir ainsi leur réputation.

Le praticien a souvent dans la cure du tænia des séries heureuses ou malheureuses : les premières correspondent avec l'époque où s'approvisionne le pharmacien, les secondes arrivent quand ses substances commencent à vieillir. Quand le kousso est depuis six ou huit mois dans un bocal, son action est déjà bien diminuée; il en est de même de la racine de grenadier.

Quel que soit l'anthelminthique choisi, prendre un certain nombre de précautions.

Le parasite doit être expulsé pendant l'engourdissement; il ne faut donc pas qu'il y ait d'obstacles dans les voies digestives.

Le purgatif, administré la veille, a des inconvénients, car quand le tænia est irrité, il se cramponne davantage. On se bornera donc à prescrire la diète lactée dès la veille et ensuite on videra le gros intestin avec un lavement purgatif.

Donner l'anthelminthique en deux fois, à une demi-heure d'intervalle et le malade restera au lit pour éviter, autant que possible, les étourdissements et les nausées.

Le purgatif sera quelconque, mais on le donnera après un intervalle ni trop long, ni trop court, on le fera prendre, quand certains mouvements dans l'abdomen indiqueront que le ver se détache, c'est-à-dire une demi-heure à trois quarts d'heure après l'administration du spécifique. Quand on le donne trop tôt, le spécifique n'a pas le temps d'agir; quand on le donne trop tard, le ver est sorti de son engourdissement.

Recommander au malade de se placer au-dessus d'un vase plein d'eau, de ne pas tirer sur l'animal, s'il sort peu à peu, au lieu de tomber en bloc. S'il tarde à sortir, recourir à un lavement purgatif.

Si l'on échoue, attendre pour agir que le parasite ait donné de nouvelles preuves de sa présence.

Laboulbène.

Faire macérer, pendant vingt-quatre heures :

Écorces de racines de grenadier	60 à 90 gr.
Eau pure....................	2 verres

Réduire ensuite à feu doux, puis à feu plus ardent, jusqu'à ce qu'il ne reste qu'un verre de liquide.

Administrer cette préparation en une fois, le matin à jeun, ou en deux fois, aux personnes qui ont tendance à vomir, pourvu que des fragments aient été rendus récemment.

Dès que le malade commence à éprouver une sensation de malaise dans l'abdomen, et la sensation d'un corps qui remue ou se pelotonne, administrer l'huile de ricin, à la dose de 15, 30, 60 et jusqu'à 90 et 100 grammes, en deux ou trois fois.

En procédant ainsi, on a des chances d'obtenir l'expulsion complète du tænia, avec la tête.

Dieulafoy.

Le sujet atteint du tænia est mis au régime lacté pendant vingt-quatre heures. Le lendemain matin, il prend à jeun 12 à 15 capsules contenant chacune 30 centigrammes d'huile éthérée de fougère mâle ; ces capsules sont prises une par une, toutes les trois minutes. Un quart d'heure après la dernière capsule, il prend 8 perles d'éther, une à une, toutes les trois minutes. Après la dernière perle d'éther, il prend 15 grammes d'huile de ricin et une demi-heure après il prend encore 25 grammes d'huile de ricin.

Dujardin-Beaumetz.

Faire prendre un léger purgatif et ne manger au repas du soir que du laitage. Le lendemain matin, à jeun, administrer la pelletiérine, alcaloïde de la racine de grenadier, selon la formule suivante :

Sulfate de pelletiérine et d'isopelletiérine....................	0 gr. 30
Solution de tannin....................	0 — 50

Donner, dix minutes après, un grand verre d'eau ; puis, au bout de trois quarts d'heure, faire prendre un purgatif : eau-de-vie allemande, 30 grammes ; huile de ricin ou infusion de sené. Prendre avant et après l'administration du tænifuge les précautions habituelles.

Recommander au malade d'aller à la garde-robe dans un vase d'eau tiède.

Descroizilles.

Tænia chez les enfants. — Prescrire :

Huile éthérée de fougère mâle...	6 gr.
Calomel........................	0 — 50
Sucre en poudre..............	15 —
Gélatine.......................	Q. S.
Eau distillée..................	15 gr.

Pour faire une gelée, qu'on donne en une fois.

Avant de faire prendre cette préparation à l'enfant, le nourrir pendant deux jours, avec des aliments liquides, du lait, des potages peu épais.

Variot.

Combattre le tænia avec la décoction d'écorces de renadier ou avec la décoction de kousso.

TYMPANITE.

Potain.

La tympanite est un phénomène fréquent et pénible des dyspepsies; elle a souvent son siège dans l'estomac distendu par des gaz, plus souvent peut-être encore dans l'intestin.

Cette tympanite due à des troubles digestifs est justiciable d'un traitement alimentaire consistant en l'usage d'un régime surtout carné, l'exclusion des féculents, la réduction de la quantité du pain, l'usage des boissons aromatiques chaudes, prises après les repas (infusions de thé, de menthe, d'angélique, d'anis).

On prescrit, d'autre part, la liqueur ammoniacale anisée, additionnée d'un cinquième de liqueur d'Hoffmann (XV à XX gouttes à la fois); ou bien encore une teinture composée, comprenant parmi ses éléments constituants la noix vomique qui stimule les contractions de l'intestin et la liqueur d'Hoffmann :

Teinture de colombo......... Liqueur d'Hoffmann..........	ãã 6 gr.
Teinture de badiane.......... — de noix vomique	ãã 2 gr.

XX gouttes avant chaque repas.

TYPHLITE.

Bouchard.

I. TRAITEMENT. — Pour calmer la douleur, faire soit une injection de morphine, soit l'application d'une couche épaisse d'onguent napolitain belladoné, recouverte d'un grand cataplasme très chaud.

Déterger et rendre aseptique le gros intestin par de grandes irrigations intestinales, faites deux fois par jour avec :

Eau à 38°	1/2 litre à 1 litre.
Borate de soude	45 gr.

Ajouter à la solution deux cuillerées à café du mélange suivant :

Teinture de benjoin.......... Alcool camphré...............	ãã 30 gr.

Les irrigations doivent être faites avec lenteur.

User peu des purgatifs et seulement des plus doux (magnésie dans de l'eau sucrée, par exemple).

Il faut faire aller le malade à la selle. Mais ce n'est pas toujours chose facile.

Appliquer cinq à six sangsues. Sous cette influence, la douleur se calme, la fièvre tombe. C'est alors que l'administration d'un simple lavement glycériné suffit pour déterminer une garde-robe très abondante, et à partir de ce jour, la régularité des fonctions s'établit. Bien souvent la seule application de sangsues, en cas d'accumulation de matières fécales dans le cœcum, suffit pour provoquer une garde-robe ; et ce fait s'explique parce que dès que la douleur a cessé, l'intestin reprend ses fonctions et le malade va à la selle.

II. Régime. — Donner le lait, d'abord coupé d'eau alcaline et en petites quantités à la fois, plus tard additionné d'un jaune d'œuf; en somme, une alimentation laissant peu de résidus et donnant peu de prise aux fermentations intestinales qu'on peut réduire au minimum, en instituant l'antisepsie du tube digestif par la voie gastrique.

Prescrire un repos absolu.

Dreyfus-Brisac.

Rien n'est plus dangereux que les purgatifs répétés, les lavements, qui, en activant le péristaltisme intestinal, peuvent précipiter la perforation ou transformer en péritonite généralisée une péritonite primitivement localisée.

Les émissions sanguines, elles-mêmes, affaiblissent inutilement le malade, sans enrayer le processus ulcératif.

Seule, la médication opiacée, associée aux réfrigérants, est indiquée et compte de nombreux succès dans l'appendicite simple (1).

(1) V. p. 28, *Appendicite*.

ULCÈRE DE L'ESTOMAC.

Potain.

Le seul traitement — exception faite des indications accessoires et en particulier des moyens destinés à calmer la douleur, tels que la révulsion — est le régime lacté exclusif. Tous les autres régimes, tous les autres médicaments paraissent bien inférieurs. Ce régime doit être intégral, la moindre addition d'autres aliments diminuant beaucoup son efficacité. Il doit être très longtemps prolongé, en raison de la facilité des rechutes. Le régime ordinaire ne sera repris qu'avec de grandes précautions.

Le régime végétal fera la base des premières tentatives, l'ulcère étant très rare chez les végétariens, fréquent chez les peuples à alimentation très substantielle et très animalisée.

Quant à l'efficacité même du régime lacté, elle semble due aussi à ce que le lait est le moins irritant de tous les aliments, et celui qui donne lieu à la sécrétion du suc gastrique le moins acide. Elle semble due ausssi à ce que le lait peut facilement être donné par fractions, de façon à ce que l'estomac ne reste jamais vide; c'est, en effet, au moment de cette vacuité que paraît surtout s'exercer l'action nuisible du suc gastrique sur l'ulcère.

Germain Sée.

L'ulcère de l'estomac rentre dans le groupe des affections gastriques désignées sous le nom d'*hyperchlorhydries* et doit en conséquence prendre place à côté de l'hyperchlorhydrie proprement dite et de la gastrosuccorrhée ou maladie de Reichmann.

Il y a deux formes d'ulcère de l'estomac : la forme hyperchlorydrique et la forme hémorragique, qui est la plus grave.

Ulcère hyperchlorhydrique. — On peut confondre l'ulcère sans hémorragie avec la gastralgie, la dyspepsie nerveuse, l'hypopepsie, la gastrite catarrhale, la cholélithiase biliaire, la chlorose.

I. Traitement. — L'hyperchlorhydrie prime tout. Elle exige comme traitement les anti-acides : alcalins, sels de strontium.

II. Régime. — Autrefois on prescrivait du lait. Mais ce régime est difficile à supporter.

Il faut avoir recours au régime carné et albumineux. Celui-ci est le seul qui permette de neutraliser l'acide chlorhydrique en excès.

Aujourd'hui, on voit partout la dilatation. On réduit les boissons au minimum, ce qui est un tort dans l'hyperchlorydrie, où il faut diluer le suc gastrique.

Ulcère hémorragique. — On peut faire la confusion avec la cirrhose du foie compliquée de varices de l'œsophage, avec le cancer. Dans celui-ci l'hémorragie est moins abondante.

Traitement. — On ne peut faire des sondages que longtemps avant ou après l'hémorragie. On trouve alors qu'il y a hyperchlorhydrie.

Dieulafoy.

I. Traitement. — Bicarbonate de soude, saccharate de chaux et craie. Nitrate d'argent. Perchlorure de fer, ergotine, glace, contre l'hématémèse.

Injections sous-cutanées de morphine.

II. Régime. — Régime lacté, exclusif et prolongé : 2 à 4 litres de lait, additionné d'eau de chaux, de morphine et de cocaïne.

Debove.

Il faut :

1° Ménager le repos de l'estomac ;

2° Saturer l'excès d'acide chlorhydrique, en associant au régime lacté les alcalins à hautes doses, et en même temps, en ajoutant des poudres nutritives ;

3° Diminuer la quantité de liquide absorbé.

Les premiers jours, surtout, lorsque l'attention aura été attirée par un accident grave, hématémèse, vomissements répétés, etc., le malade ne doit prendre que du lait, quelquefois même, si les accidents ont été particulièrement menaçants, il sera mis à une diète absolue, tandis que par les lavements à l'eau tiède, fréquemment répétés, on cherchera à calmer la soif du malade auquel on ne permettra de prendre, par la bouche, que quelques pilules de glace ; des lavements alimentaires avec du lait, du bouillon dégraissé, etc., pourront être essayés, mais sans insister, s'ils sont mal supportés.

Au bout de quelques jours de ce repos absolu de l'estomac, la quantité de lait permise, minime au début, pourra être portée jusqu'à 3 litres.

Puis on ajoute à l'alimentation de la poudre de viande, à la dose de 20 ou 30 grammes, trois fois par jour, délayée dans un peu de lait et aromatisée d'essence de menthe. Il ne faut pas alors se servir de rhum ou de cognac, comme chez les tuberculeux. La quantité de poudre de viande peut être portée progressivement jusqu'à 150 ou 200 grammes par jour.

Mais alors la répugnance du malade force souvent à recourir à la sonde pour faire absorber une masse aussi considérable de poudre de viande : la sonde doit être maniée avec une extrême circonspection et il n'est pas nécessaire de la faire descendre jusque dans la cavité stomacale.

La saturation de l'acide gastrique est obtenue par une dose de 10 à 15 grammes de bicarbonate de soude, soit mélangée dans le lait, soit séparément. On peut également donner les alcalins d'une façon fractionnée et d'heure en heure, en employant la formule suivante :

Bicarbonate de soude	0 gr. 60
Craie préparée..................	0 — 20

Pour 1 cachet; en prendre 15 à 20 par jour.

Lorsque le malade commence à s'alimenter, cette alimentation doit être extrêmement surveillée et se composer de viandes tendres, très cuites et réduites en bouillie, de légumes, en évitant pendant fort longtemps les légumes verts : à ce moment, la quantité des alcalins absorbés doit être augmentée. On peut faire prendre toutes les demi-heures, pendant les trois heures qui suivent ce repas, un des paquets suivants :

Bicarbonate de soude	1 gr.
Craie préparée.....................	ãã 0 — 20
Magnésie calcinée.................	

Le lavage de l'estomac, préconisé en quelque sorte comme moyen de pansement pour débarrasser la surface de l'ulcère du liquide gastrique, présente les plus grands dangers, et le vide obtenu par le siphon dans l'intérieur de l'estomac a déterminé malheureusement plusieurs fois des hémorragies mortelles.

Ulcère rond. — Les douleurs si spéciales, si pénibles que l'on observe, sont dues à l'action irritante du suc gastrique sur les terminaisons nerveuses mises à nu.

De cette notion, découle une thérapeutique qui consiste d'une part à neutraliser le suc gastrique au fur et à mesure de sa sécrétion par l'administration de doses répétées et au total élevées (30 gr. par jour) de bicarbonate de soude, tandis que d'autre part l'emploi de doses considérables de poudre de talc recouvre les ulcérations d'un enduit protecteur n'ayant qu'un rôle mécanique.

Landouzy.

Prenant en considé ration le rôle considérable joué dans nombre d'affections de l'estomac par les fermentations anormales, et, d'autre part, la réaction inflammatoire observée dans les portions périphériques de l'ulcère, il faut combiner une médication antiseptique avec la révulsion.

I. Traitement interne. — L'antisepsie stomacale est recherchée et obtenue par un méditament en même temps anesthésique, antiseptique et légèrement excitant : l'iodoforme, administré à la dose de 10 à 20 centigrammes par jour, sous la forme de pilules ainsi composées :

Iodoforme.................	āā 1 gr.
Sulfate de quinine...........	

Pour 100 pilules ; en prendre de 4 à 6, trois fois par jour.

II. Traitement externe. — Faire une révulsion énergique par des pointes de feu appliquées largement, une fois ou deux par semaine, au creux épigastrique.

Cette médication est continuée ainsi pendant plusieurs mois, au besoin plusieurs années, sans entraver notablement la vie ordinaire du malade.

III. Régime. — L'estomac du malade est toujours maintenu dans un repos relatif par une alimentation composée exclusivement de lait et d'œufs à peine cuits.

H. Rendu.

Ulcère de l'estomac compliqué de pneumonie grippale. — I. TRAITEMENT. — Au moment de l'hématémèse, employer la glace *intus* et *extra*, les injections de morphine pour triompher du stimulus émotif; en cas de défaillance cardiaque, employer les injections sous-cutanées d'éther ou de caféine. Mais éviter d'employer comme stimulants les boissons chaudes, le café, l'alcool.

Une fois l'hémorragie passée, prescrire les poudres de bismuth, de carbonate de chaux, la magnésie. Les opiacés, donnés sous forme de gouttes noires ou de gouttes blanches, sont très utiles.

Au contraire, les astringents sont mal tolérés. En conséquence, ne donner ni perchlorure de fer, ni alun, ni nitrate d'argent.

II. RÉGIME. — Au début, ne donner que du lait. Plus tard, permettre les œufs, les purées de viande ou de légumes, les crèmes.

Dans ces formes d'érosions superficielles, avec réparation rapide, on peut, au bout de quelques jours, se départir du régime lacté exclusif. Mais, pendant longtemps encore, il faut défendre le bouillon, les acides et le vin qui aigrit dans l'estomac.

Comme premières boissons autres que le lait, la bière, le vin blanc sec de Marsala coupé d'eau sont moins offensifs que le vin.

Albert Mathieu.

Prescrire le régime lacté : mais la manière d'instituer le traitement a une importance considérable.

La meilleure méthode consiste à faire prendre la quantité de lait voulue par doses égales, 1/3 à 1/2 litre, toutes les trois heures; cette quantité est prise à petits coups, en quinze à vingt minutes; ce qui constitue de petits repas de lait. Chaque litre de lait est additionné de 100 grammes d'eau de chaux qui paraît avoir une action particulière indépendante de son alcalinité. Elle agirait pour amener, sous l'influence de la présure, une précipitation de la caséine en petits flocons peu irritants pour la muqueuse, au lieu des gros caillots qu'amène la coagulation de la caséine sous l'influence des acides.

Dès que la douleur commence, la poudre de viande est administrée par doses espacées, en quantité suffisante pour que la douleur disparaisse complètement.

ULCÈRE DE L'INTESTIN.

Huchard.

Prescrire l'iodoforme, dont l'action topique sur les lésions intestinales a été bien établie dans la *dothiénentérie*. Faire ingérer chaque jour 5 ou 6 cachets, renfermant chacun 5 centigrammes d'iodoforme.

Dès le troisième jour, l'hémorragie diminue d'abondance, et cesse au bout de six jours.

VERS INTESTINAUX.

Audhoui.

Prescrire :

Mousse de Corse en poudre		4 gr.
Huile d'amandes douces	àà	15 —
Gomme arabique en poudre ...		
Sirop de gomme..................		20 —
— de limons..................		10 —

Eau de fleurs d'oranger....... } āā 50 gr.
— de tilleul............... }

Pour les petits enfants : donner en 3 ou 4 doses.

VOMISSEMENTS.

Bouchard.

Vomissements hystériques par inhibition vitale. — On obtient la cessation des vomissements incoercibles avec l'iodure de potassium.

Dieulafoy.

Vomissements hystériques incoercibles. — Le lavage de l'estomac et l'alimentation artificielle au moyen du tube de Faucher ou du tube de Debove donnent d'excellents résultats.

Debove.

Vomissements incoercibles. — Le gavage réussit souvent contre les vomissements incoercibles alors que tous les autres moyens ont échoué ; c'est un procédé héroïque, auquel on aura recours au besoin, lorsque rien ne contre-indique l'emploi de ce moyen.

Pinard.

Vomissements de la grossesse. — Inhalations d'oxygène, pendant 3 jours (10, 12 et 15 litres).

Constantin Paul.

Vomissements de la grossesse. — Aliments froids, vin coupé avec de l'eau de Vals.

Manger dans la position couchée.
Après le repas, thé ou café bien chauds avec du kirsch.

Bucquoy.

Vomissements d'origine gastrique. — Prescrire :

Teinture d'ipéca	12 gr.
Menthol	0 — 25
Saccharine	0 — 10
Alcool à 80°	40 —
Sirop simple	120 —

Mêlez. — Prendre une cuillerée à café toutes les deux heures.

Dujardin-Beaumetz.

Vomissements incoercibles de la grossesse. — Prescrire :

N° 1. Élixir opiacé	XXX gouttes.
Bromure de potassium	1 gr. 5
Eau	60 —

En lavement.

N° 2. Oxalate de cerium	0 gr. 6

A prendre trois fois par jour.

N° 3. Chlorhydrate de cocaïne	0 gr. 12
Eau distillée	300 —

A prendre, toutes les heures, une ou deux cuillerées à bouche.

Pour éviter le vertige, la malade doit rester couchée sur le dos.

N° 4. Extrait fluide de viburnum	3 gr. 75

En plusieurs fois, dans les vingt-quatre heures.
On peut aussi employer l'eau chloroformée saturée.

Charpentier.

Vomissements incoercibles de la grossesse. — I. Régime. — Respecter les caprices alimentaires de la malade.

II. Traitement médical. — Administrer des alcalins. Donner de la glace à l'intérieur.

III. Traitement chirurgical. — Révulsifs locaux. Faire des injections sous-cutanées de morphine.

Porter sur le col de l'extrait de belladone et le maintenir par un tampon de ouate. Faire des pulvérisations d'éther sur la colonne vertébrale.

Cautérisation du col utérin.

Électricité.

IV. Traitement obstétrical. — Si on échoue, que la mère soit en danger et que l'enfant soit viable, avortement provoqué.

Guéniot.

Vomissements de la grossesse. — Recourir à un traitement qui s'adresse aux trois sources de la maladie : l'utérus, source d'excitations pour les autres organes; le système nerveux, organe de transmission de ces excitations; l'estomac, siège et agent des principaux symptômes.

De là, trois indications à réaliser :

1° Apaiser l'excitation morbide ou anormale de l'utérus, en remédiant aux états pathologiques qui les produisent. A cet effet, la belladone, la cocaïne, la morphine, des injections vaginales ou des topiques appropriés, le pessaire Gariel, la surélévation du siège avec décubitus en déclivité du tronc, les cautérisations et même la dilatation artificielle du col peuvent être appliquées suivant les cas.

2° Diminuer l'activité ou supprimer l'exagération des transmissions réflexes, soit par le chloral bromuré, soit par la réfrigération de la région spinale, soit par les influences morales.

3° Enfin, combattre l'intolérance de l'estomac, en traitant les affections dont il est le siège et en calmant son éréthisme, à l'aide des moyens suivants : diète presque absolue ; suppression de toute boisson acide, du vin, du jus d'orange ou de raisin, etc ; donner de l'eau de Vals ou de Vichy et de la glace en quantité des plus minimes ; vésicatoires volants ou morphinés, sur le creux épigastrique ; pulvérisations d'éther sur cette même région ; donner parfois quelques laxatifs, pour régulariser les fonctions de l'intestin.

Épargner à l'estomac tout travail qui ne serait pas nécessaire ; c'est donc la voie intestinale que l'on devra surtout utiliser, et accessoirement la voie hypodermique ou le pouvoir absorbant de la peau.

Huchard.

Vomissements incoercibles. — Prescrire des pulvérisations d'une solution concentrée de bromure de potassium, dirigées vers le larynx, combinées avec des badigeonnages de la gorge avec la solution suivante :

Glycérine	20 gr.
Bromure de potassium	2 —
Chlorhydrate de morphine	0 — 20

Vomissements de la grossesse. — Prescrire :

Teinture d'iode	āā 5 gr.
Chloroforme	

M. s. a. — V gouttes, matin et soir, au moment du repas, dans un peu d'eau.

Albert Mathieu.

Vomissements incoercibles. — Prescrire :

N° 1.	Menthol	1 gr.
	Alcool	20 —
	Sirop de sucre	30 —

Une cuillerée à thé, toutes les heures.

N° 2.	Chlorhydrate de cocaïne	0 gr. 10
	Eau	300 —

Par cuillerée à bouche, en deux jours.

N° 3.	Eau chloroformée saturée	150 gr.
	Eau de tilleul	100 —
	Sirop simple	40 —

VOMITIFS.

Jules Simon.

Vomitifs chez les enfants. — Prescrire :

	Nouveau né.	Jusqu'à 1 an.	A partir d'un an.	A partir de 2 ans.
Poudre d'ipéca.	0 gr. 20	0 gr. 30	0 gr. 50	1 gr.

Sirop d'ipéca, par cuillerée à café, de dix en dix minutes, jusqu'à ce qu'il se produise un vomissement.

Huchard.

Vomitifs chez les enfants. — Prescrire :

Fleurs de narcisse des prés	2 à 3 gr.
Eau	150 —

Faire infuser pendant vingt minutes. Faire prendre à chaud.

SUPPLÉMENT

APPENDICITE.

Paul Reclus.

Une première et simple crise, caractérisée par une douleur plus ou moins fixe, à deux travers de doigt de l'épine iliaque antéro-supérieure, au point où siège le processus vermiculaire, ne suffit pas pour légitimer l'ouverture du ventre et l'excision de l'appendice malade.

Si des récidives fréquentes et l'existence d'une tumeur font craindre une rupture, comme nul ne peut mesurer d'avance la gravité des accidents consécutifs, l'intervention est alors indiquée. Elle l'est à plus forte raison, lorsque la perforation a eu lieu et provoque une péritonite généralisée; mais alors, cette intervention, pour avoir quelque chance de succès, doit être précoce, presque immédiate ou pratiquée au moins dans les quarante-huit premières heures.

Lorsque la collection est enkystée, il faut encore pratiquer l'incision rapide pour éviter des complications redoutables, bien que déjà des adhérences protègent le péritoine. Dans ces cas, l'incision oblique nous paraît suffire à toutes, ou, du moins, à presque toutes les variétés d'abcès péri-appendiculaires.

Reynier.

La simple évacuation de l'abcès avec lavage et drainage de la cavité, sans rechercher l'appendice, est le meilleur mode de traitement. En effet, la recherche de l'appendice peut être dangereuse, à cause de la rupture forcée des adhérences, et la résection ne servira à rien.

L'intervention peut, du reste, être retardée avec avantage jusqu'à ce que le malade aille mieux, que le pouls devienne bon et que les phénomènes inflammatoires se calment.

Quénu.

Appendicite et pérityphlite. — On peut admettre différentes formes d'appendicite et de pérityphlite. Dans certains cas, il n'y a qu'un abcès localisé; dans d'autres, l'appendicite est aiguë ou suraiguë et le péritoine se prend en entier; dans d'autres encore, l'appendice est enflammé sans qu'il y ait de péritonite. La septicémie péritonéale explique un grand nombre des insuccès. Quand on opère à froid les malades atteints d'appendicite à rechute et qu'on fait la résection de l'appendice, l'intervention est suivie de succès. Dans cette résection, il faut faire une sorte de petit manchon péritonéal que l'on conserve, après avoir coupé les autres tuniques au ras du cœcum. Il est très fréquent de trouver des concrétions dans l'appendice; ce sont habituellement des concrétions fécales. L'appendicite à répétition est la forme la plus grave; alors on devra intervenir lorsque l'on trouvera des indurations profondes au niveau de l'appendice pendant une période de calme.

ASCITE.

Albert Robin.

Les indications thérapeutiques sont les suivantes :

1° Combattre l'accumulation des substances irritantes ou toxiques dont l'élimination, dans l'état physiologique, incombe au foie : par conséquent, favoriser la diurèse par le régime lacté.

2° Favoriser la disparition de l'ascite, ou du moins, entraver son accroissement, en provoquant des évacuations liquides abondantes par l'intestin et le rein, d'où l'emploi des purgatifs drastiques (électuaire diaphœnix, en particulier).

L'électuaire diaphœnix est composé des substances suivantes :

Pulpe de dattes................	250 gr.
Amandes douces mondées.......	112 —
Poudre de gingembre...........	8 —
Poivre noir.....................	8 —
Macis...........................	8 —
Cannelle........................	8 —
Safran..........................	3 décigr.
Daucus de Crète................	8 gr.
Fenouil.........................	8 —
Rue.............................	8 —
Turbith.........................	125 —
Scammonée d'Alep..............	48 —
Sucre...........................	250 —
Miel épuré......................	1000 —

Employer aussi des préparations diurétiques (acétate et nitrate de potasse, oxymel scillitique).

3° Traiter la sclérose elle-même à l'aide de l'iodure de potassium (dose maxima : 1 à 2 grammes. par jour).

Réaliser ces différentes indications, en formulant la prescription suivante :

a) 1er jour :

Électuaire diaphœnix....	15 gr.

b) 2e jour :

Iodure de potassium	1 gr.
Acétate de potasse...............	4 —
Nitrate de potasse................	4 —
Oxymel scillitique...............	30 —
Infusion de fleurs de genêt........	Q. S.

Pour une potion de 125 grammes ; à prendre dans les vingt-quatre heures.

c) 3e, 4e et 5e jour : renouveler la même potion pendant trois jours.

d) 6e jour :

Électuaire diaphœnix	15 gr.

e) Régime lacté.

f) Ponctionner l'ascite, avec toutes les précautions antiseptiques voulues, lorsque, par son abondance, elle deviendra un obstacle à la diurèse.

DYSPEPSIE.

Potain.

Dyspepsie de la chlorose. — La dyspepsie est fréquente chez les chlorotiques ; elle est très précoce, de formes diverses ; elle peut entretenir la chlorose.

I. TRAITEMENT. — La partie principale du traitement consiste dans l'hygiène alimentaire. Les chlorotiques ne doivent pas être laissées à leurs instincts ; les unes mangent toujours, les autres attendent pour manger un appétit qui ne vient pas. Il faut imposer une discipline à ces estomacs capricieux.

Il faut surtout que la division des substances alimentaires soit complète, pour permettre au suc gastrique d'exercer plus utilement son action. Il est souvent utile d'éviter à la malade la mastication, car, pressée de faire disparaître l'aliment qui la dégoûte, elle l'avale sans le mâcher et la dyspepsie augmente.

Il faut que la viande soit très bien divisée. On se sert d'un mortier en pierre ou en bois; on passe ensuite la viande au tamis métallique, afin de ne recueillir que les parties réellement divisées.

L'ingestion de la viande se fait sous forme de boulettes, avec ou sans sucre; mais le malade se dégoûte vite de ce procédé. Le mieux est de faire prendre la viande avec du potage, à la condition que ce mélange soit fait quand le bouillon n'est encore que tiède; si le bouillon est très chaud, la viande forme des grumeaux.

D'autres malades préfèrent mélanger cette viande avec des purées de légumes.

Les chlorotiques sont toujours altérées et, pour combattre cette soif, elles ingèrent une grande quantité de liquides, qui diluent le suc gastrique, déjà trop peu actif

Le fer produit de bons résultats, s'il est bien toléré.

II. Régime. — C'est surtout le traitement hygiénique qui doit dominer dans la forme dyspeptique de la chlorose : Un peu d'exercice, la vie en plein air, l'hydrothérapie dans la mesure où elle est possible, l'emploi des eaux thermales.

Hayem.

Dyspepsie de la chlorose. — I. Régime. — 1° Soumettre la malade au repos au lit pendant deux ou trois semaines, d'autant plus que la malade est plus fatiguée et plus neurasthéniée;

2° Régime alimentaire sévère, en rapport avec son état gastrique, caractérisé par l'analyse chimique.

Le plus souvent, le régime qui convient consiste en une alimentation exclusivement composée de lait et de viande crue, un verre de lait écrémé toutes les heures et 100 grammes de viande crue râpée à midi et à 5 heures. Ce régime est celui qui convient le mieux à l'état hyperpeptique, état le plus fréquemment rencontré dans la chlorose.

Le repos et ce régime sont toujours acceptés avec reconnaissance par les malades qu'on a soumises à des exercices fatigants, marches prolongées, gymnastique, etc., et qu'on a forcées à absorber des aliments plus ou moins faciles à digérer et des médicaments de toutes sortes, quinquina, etc.

Quinze jours suffisent le plus souvent pour obtenir une très notable amélioration.

II. Traitement. — Au bout de ce temps, revoir l'état dyspeptique. Si l'hyperpepsie, qui s'accompagnait de dilatation stomacale et des troubles évolutifs qui lui sont propres, a diminué, donner alors du fer. La préparation qui semble préférable, en raison de sa solubilité dans le suc gastrique et de sa transformation en perchlorure insoluble à l'état naissant, est le protoxalate de fer ; le donner à la dose de 20 à 40 centigrammes dans les vingt-quatre heures, en deux fois, au commencement des repas.

Mode d'administration. — Au début, pour mettre à l'épreuve la tolérance gastrique, un seul cachet avant chacun des deux repas principaux. La tolérance étant reconnue, élever la dose à 4 cachets par jour. S'il y a constipation, la combattre par des lavements laxatifs ou par l'absorption de graines mucilagineuses : graine de *Psyllium plantago*, par exemple. Continuer le régime, puis, quand l'appétit se réveille, faire prendre trois repas composés d'aliments faciles à digérer, ceux qu'on prescrit dans l'hyperpepsie.

Au bout d'un mois, sauf pour les cas les plus intenses, la malade a repris ses couleurs et a recouvré en partie ses forces ; la laisser alors se lever, d'abord deux heures, puis quatre, puis six heures par jour, puis toute la journée.

Au bout de cinq à six semaines, on a obtenu la guérison.

Si l'état gastrique est très accusé, on peut se trouver en présence de l'un de ces deux états opposés :

Ou hyperpepsie avec hyperchlorhydrie nette et dilatation stomacale ou même compliquée d'ulcère.

Ou bien hypopepsie, due à une gastrite chronique, quelquefois très intense, occasionnée par diverses causes : régime mal compris ou abus de médicaments.

Dans ces deux cas, les malades doivent, avant tout, être considérées comme des dyspeptiques et traitées comme telles. Avant de donner du fer, traiter d'abord la dyspepsie, puis, grâce à ce traitement qui aura duré quatre, cinq ou six semaines, on aura une notable amélioration dans l'état gastrique, alors seulement faire intervenir le fer. Si le type était hypopeptique, donner, en même temps que le protoxalate de fer, une cuillerée à potage d'une solution d'acide chlorhydrique au 1/100e après le repas dans un demi-verre d'eau sucrée.

FISTULES BILIAIRES INTESTINALES.

Dujardin-Beaumetz.

Contre les phénomènes d'infection du foie et les symptômes fébriles qui en résultent, l'antisepsie intestinale et la quinine donnent de bons résultats.

Pour l'antisepsie intestinale — en dehors du régime — conseiller surtout le salol. On s'assurera seulement qu'il n'existe aucun désordre du côté des reins.

Quant à la quinine, c'est le chlorhydrate qui est préférable, soit en lavements, soit surtout en suppositoires, pour éviter l'action irritante des sels de quinine sur l'estomac et l'intestin.

Il est beaucoup plus difficile de combattre les symptômes résultant de la distance qui sépare la fistule biliaire de l'orifice pancréatique.

Lorsqu'il existe des phénomènes d'hyperchlorhydrie, on emploiera le bicarbonate de soude et surtout le régime végétarien. Théoriquement, il faudrait que le contenu stomacal devînt neutre et passât à l'état neutre dans le duodénum pour ensuite parcourir, à cet état, la distance qui sépare l'ouverture pancréatique de la fistule biliaire. On pourrait arriver à ce résultat, en neutralisant le contenu stomacal par de fortes doses de bicarbonate de soude (15 à 20 gr. par jour); mais généralement les phénomènes dyspeptiques augmentent plutôt qu'ils ne diminuent et on obtient un meilleur résultat en employant de petites doses (0 gr. 50 à 1 gr. une heure après le repas).

Inutile d'ajouter qu'il faut faire fonctionner la peau très activement (lotions et frictions).

Malgré tout cela, les malades dont il s'agit ne devront pas espérer retrouver leur nutrition d'autrefois, mais, enfin, ils pourront vivre et même dans des conditions relativement favorables.

GASTROSUCCHORÉE.

Huchard.

Sous l'influence du traitement alcalin intensif (25 à 30 gr. de bicarbonate de soude par jour), tous les accidents disparaissent et le poids du malade s'élève rapidement.

LOMBRICS.

Dujardin-Beaumetz.

Prescrire :

Nº 1.	Mousse de Corse	30 gr.
	Sirop	30 —
	Eau bouillante	160 —

Faire infuser une heure, passer, exprimer, ajouter le sirop. — A prendre en une ou deux fois.

Nº 2.	Santonine pure	0 gr. 10
	Pâte	Q. S.

Pour un biscuit. — 1 à 2 biscuits. Au-dessous de 5 ans, ne donner qu'un demi biscuit.

Descroizilles.

Prescrire :

Nº 1.	Semen-contra	ãã 0 gr. 50
	Mousse de Corse	ãã 0 gr. 50
	Sucre	ãã 0 gr. 50

Pour un paquet. — Prendre 2 à 4 paquets, chaque jour.

Nº 2.	Mousse de Corse	4 gr.
	Sirop de chicorée	ãã 15 —
	Sirop simple	ãã 15 —
	Eau bouillante	80 —

Par cuillerées à café.

Variot.

La décoction de semen-contra ou la semence elle-même sont très efficaces. Un purgatif sera donné après le semen-contra.

La santonine, qui est extraite du semen-contra, est plus active et sera maniée très prudemment.

MASSAGE STOMACAL.

Hayem.

I. Manuel opératoire. — La technique du massage varie suivant les effets qu'on veut obtenir; le massage est *superficiel* ou *profond*.

Voici, dans tous les cas, comment on procède.

Le malade est placé sur un lit dur, le siège un peu élevé, les cuisses en demi-flexion sur le bassin, de façon à relâcher les muscles de l'abdomen; il respire librement, procédant par petites inspirations pour éviter une exagération de la tension abdominale. Une fois les limites de l'estomac bien nettement déterminées par la percussion, la palpation, la succussion, etc., on procède au massage proprement dit.

Veut-on se contenter d'un *massage superficiel*, on effleure légèrement, par manœuvres interrompues faites avec la pulpe des doigts, la région épigastrique, ces manœuvres étant pratiquées indifféremment soit de gauche à droite, soit de droite à gauche. Ce massage superficiel qui, surtout au début, provoque facilement une sensation désagréable de chatouillement, a pour effet d'exagérer la contractilité des muscles stomacaux et en même temps d'activer la sécrétion glandulaire; c'est un massage excitant. Veut-on obtenir, au contraire, des effets sédatifs, il faut faire des frictions douces avec la face palmaire de la main; c'est un calmant par excellence de la douleur gastrique.

Le *massage profond* se compose de pressions de plus en plus fortes, pratiquées très lentement de gauche à droite, quand il doit être sédatif; doit-il être excitant, on cherche à malaxer l'estomac après l'avoir saisi dans les doigts ou bien encore on se sert du médius gauche comme d'un doigt à ressort que l'on promène sur la région stomacale, en le percutant fortement au moyen du médius et de l'index droits.

II. Indications. — Quelles sont les diverses indications du massage de l'estomac, et les diverses méthodes de le pratiquer?

Le massage de l'estomac est indiqué dans tous les types chimiques de la dyspepsie, mais surtout lorsqu'il y a ralentissement dans l'évolution de la digestion; il faudra pour cela se baser sur les résultats fournis par l'étude du chimisme stomacal. On ne peut pas, cependant, pour chaque type de dyspepsie, formuler des règles absolues pour ce qui concerne le massage; il faudra seulement se rappeler quelles sont les indications pathogéniques : massage sédatif superficiel dans les cas où les douleurs sont intenses; massage excitant superficiel ou profond, lorsque l'estomac tarde à évacuer son contenu et qu'il est le siège d'une dilatation plus ou moins accentuée; massage sédatif profond, si l'on suppose une contracture de l'orifice pylorique.

Si donc le massage de l'estomac s'applique surtout au type décrit tantôt sous le nom d'*hypopepsie*, tantôt sous celui de *dyspepsie nervomotrice*, il remplit cependant certaines indications dans l'hyperpepsie ou l'hyperchlorhydrie où l'évacuation du contenu de l'estomac est souvent très lente à se faire. Chez certains cardiaques ou chez quelques tuberculeux présentant les uns ou les autres des modifications des fonctions digestives, le massage a aussi pu trouver son application.

III. Contre-indications. — En tous cas, quand il existe une lésion organique, ulcère, cancer, ou bien encore quand l'évolution digestive est très accélérée, il faudra s'abstenir de tout massage.

Ainsi compris, cherchant à parer aux indications pathogéniques fournies par les troubles moteurs ou les déviations du tube physiologique de la digestion, le massage de l'estomac semble appelé, surtout quand on le combine avec le traitement alimentaire et hygiénique, à rendre de réels services dans la thérapeutique si obscure encore des dyspepsies.

OXYURES.

Germain Sée.

Introduire profondément dans le rectum un peu d'onguent mercuriel simple.

Jules Simon.

Administrer la santonine à la dose de 0 gr. 10, suivie d'une prise de 0 gr. 50 de calomel.

Tous les soirs, lavement avec une infusion d'absinthe, de pyrèthre ou de fenouil, ou avec de l'eau chargée de phénol, une cuillerée à café par verre.

Une à deux fois par semaine, introduire dans le gros intestin la pommade suivante :

Onguent napolitain.	10 gr.
Camphre.	2 —
Axonge.	30 —

Descroizilles.

Onctions sur la marge de l'anus, avec :

Calomel.	4 gr.
Axonge	20 —

Variot.

Les oxyures sont très tenaces ; on administrera

tous les soirs, pendant huit jours consécutifs, des lavements d'eau froide simple ou salée.

PRÉCIRRHOSE.

Hanot.

Le traitement doit viser trois indications :

1° Modifier, dans la mesure du possible, le terrain arthritique sur lequel la cirrhose hépatique se développe dans la majorité des cas ;

2° Enrayer l'alcoolisme et combattre les effets nuisibles qu'il a déjà pu déterminer dans l'organisme ;

3° Suppléer à la fonction antitoxique défectueuse du foie.

On traitera l'arthritisme par tous les moyens dont dispose l'hygiène, c'est-à-dire par les frictions sèches ou aromatiques, l'hydrothérapie, les bains alcalins.

On interdira absolument les boissons alcooliques et on mettra le malade au régime lacté. Le lait, qui sera toujours écrémé pour éviter au foie le travail de la digestion des graisses, constituera une alimentation suffisante et de digestion facile et, par son action diurétique, favorisera en outre l'élimination des toxines.

Enfin, pour combattre directement l'infection, on pratiquera l'antisepsie du tube digestif et celle du foie. En fait d'antiseptiques intestinaux, donner la préférence au salol, qu'on administre à la dose de 1 à 2 grammes par jour. Pour exercer une action antiseptique permanente sur le foie, avoir recours au calomel, à la dose de 0 gr. 01 par jour.

PRURIT DE LA DENTITION.

E. Besnier.

Prescrire :

Chlorhydrate de cocaïne........	0 gr. 50
Bromure de potassium..........	50 —
Eau distillée..................	10 —
Glycérine......................	10 —

TYMPANITE.

H. Rendu.

Tympanite nerveuse. — I. Traitement externe. — Massage. Frictions sèches et stimulantes.

Douches froides et chaudes.

Électrisation : mettre la plaque positive le long de la colonne vertébrale, la négative sur l'abdomen.

II. Traitement interne. — Valériane, assa fœtida, éther, valérianate d'ammoniaque, noix vomique.

Si un bouchon stercoral volumineux bouche l'intestin, prescrire des lavements froids, additionnés de glycérine ou de séné, mais seulement en cas de nécessité.

VOIES BILIAIRES (OPÉRATIONS CHIRURGICALES DES).

Félix Terrier.

Ces opérations sont des plus diverses. En voici la nomenclature.

Cholécystolithotripsie. — Broiement des calculs de la vésicule biliaire.

Après la laparotomie, on écrase les calculs à travers la paroi de la vésicule biliaire ou du canal cystique. On repousse ensuite avec les doigts les calculs dans l'intestin.

Cholécystotomie. — Taille de la vésicule biliaire et extraction des calculs.

Cholécystostomie. — Ouverture et fixation à la peau, d'une manière permanente, de la vésicule biliaire.

La cholécystotomie, ou taille biliaire, a deux buts différents. Dans l'un, on fixe l'ouverture cystique à la paroi abdominale ; dans l'autre, on referme l'incision cystique après avoir extrait les calculs et on remet la vésicule en place. Dans le premier cas, on fait une *cholécystostomie* ; dans le second, une *cholécystotomie* proprement dite. Ces opérations se font en un ou deux temps, suivant qu'on ouvre immédiatement la vésicule, après la suture, ou qu'on attend la formation des adhérences pour l'ouvrir.

Dans le procédé en un temps, on peut encore ouvrir d'abord la vésicule, puis faire la suture après l'avoir vidée ; ou bien faire d'abord une suture elliptique, pour ouvrir en incision la paroi comprise dans l'ellipse.

Après la cholécystotomie, on peut fermer l'ouverture biliaire au fond de la plaie pariétale à laquelle elle adhère (suture extra-péritonéale) ou faire une suture séparée pour la vésicule et une autre pour la paroi (suture perdue intra-péritonéale).

Cholécystectomie. — Extirpation de la vésicule biliaire.

Cette opération, facile à décrire, est plus difficile à pratiquer.

En voici les divers temps : 1° incision de la paroi abdominale, soit sur la ligne médiane, soit au niveau de la vésicule biliaire ; 2° exploration de la vésicule et des canaux biliaires ; 3° libération de la vésicule des organes auxquels elle adhère : face inférieure du foie, angle du côlon, parfois estomac, intestin grêle et même rein droit ; 4° libération du canal cystique ; 5° double ligature sur ce conduit, que l'on coupe entre les deux ligatures ; désinfection du pédicule de ce conduit.

Cette opération est indiquée dans tous les cas d'hydropisie de la vésicule avec oblitération du canal cystique, d'inflammation de la vésicule remplie de calculs, de tumeurs de la vésicule, de fistules biliaires, etc.

Cholécystentérostomie. — Abouchement de la vésicule biliaire dans l'intestin.

Cette opération comprend les trois temps suivants : 1° incision de la paroi abdominale, de préférence sur la ligne médiane ; 2° anastomose de la vésicule avec une anse intestinale, de préférence le duodénum. Pour cela, on fait deux boutonnières : l'une à la vésicule, l'autre à l'intestin ; on les rapproche l'une de l'autre et on réunit par deux plans de sutures, d'abord les deux muqueuses, puis les deux séreuses. Réunir, avant d'ouvrir, séreuse contre séreuse par une ligne elliptique de sutures, et, avant de serrer la dernière, inciser avec un bistouri pointu la paroi de la vésicule et celle de l'intestin ; puis mettre dans les deux incisions un bout de tube qui, d'abord enfermé entre les sutures, tombe ensuite dans le canal intestinal, quand l'opération est terminée ; 3° fermeture de l'abdomen, après avoir oblitéré la fistule cutanée quand il en existe une.

Cholédocholithotripsie. — Broiement des calculs du canal cholédoque.

Opération semblable à la cystolithotripsie.

Cholédochotomie. — Taille et extraction des calculs du canal cholédoque.

Pratiquée pour extraire un corps étranger ou

comme opération préliminaire à la *cholédochostomie*, ou fistulisation cutanée du canal cholédoque. Les divers temps de l'opération sont les mêmes que pour la cholécystotomie.

Cholédochostomie. — Abouchement du canal cholédoque à la peau.

Cholédocho-entérostomie. — Abouchement du canal cholédoque dans l'intestin.

Cette opération consiste à anastomoser le cholédoque avec une anse d'intestin grêle, et en particulier avec le duodénum. L'opération est analogue à la cholécystentérostomie, à la condition que le canal cholédoque soit très dilaté.

Hépaticostomie. — Abouchement du canal hépatique très dilaté à la peau.

Hépatostomie. — Abouchement des canalicules biliaires intra-hépatiques à la peau.

Les opérations sur le canal hépatique et les canalicules intra-hépatiques n'ont été pratiquées que dans des cas tout à fait exceptionnels.

Cathétérisme des voies biliaires. — Il est employé au point de vue diagnostique et au point de vue thérapeutique.

1° En général, le cathétérisme des voies biliaires paraît plus facile dans les cas pathologiques, surtout lorsque ces voies sont dilatées par suite de la rétention de la bile au niveau du cholédoque ou vers la fin du canal cystique;

2° Dans bien des cas cependant, soit par suite des inflexions du canal cystique, soit à cause de la persistance des valvules, soit enfin parce que le canal cystique s'ouvre sur la paroi latérale de la vésicule, le cathétérisme sera difficile à pratiquer;

3° Tantôt on se heurtera à des difficultés insurmontables, tantôt, au contraire, l'exploration se fera assez facilement;

4° Formuler les règles de ce cathétérisme est impossible. S'appuyer sur les notions anatomiques pour diriger tant bien que mal son cathéter, c'est tout ce qu'on peut faire;

5° Le cathétérisme forcé, même conduit par le doigt placé dans l'abdomen et sous le foie, nous paraît difficile à accepter et, en tout cas, dangereux;

6° Le cathétérisme à demeure a été utilisé en particulier par M. Fontan (de Toulon).

Pour pratiquer le cathétérisme des voies biliaires, employer les cathéters flexibles comme des bougies olivaires, puis les cathéters Béniqué armés d'une bougie réséquée.

FIN

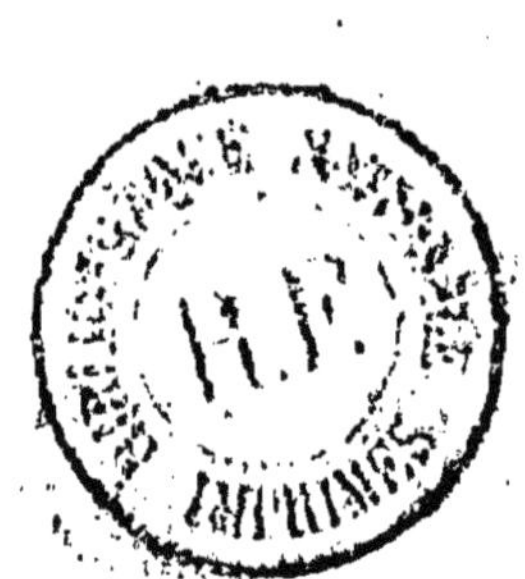

TABLE DES AUTEURS.

Chauffard.

Chéron (J.).

Comby (J.).

Debove.

Descroizilles.

Dieulafoy.

Dreyfus-Brisac.

Dujardin-Beaumetz.

TABLE DES MATIÈRES.

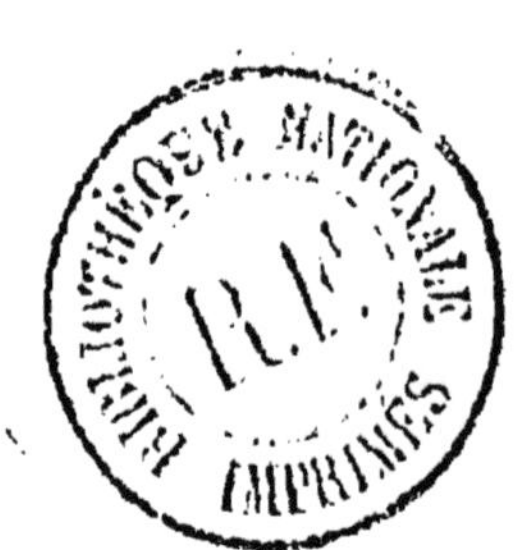

ANGERS, IMP. BURDIN ET Cie, RUE GARNIER, 4.

www.ingramcontent.com/pod-product-compliance
Ingram Content Group UK Ltd.
Pitfield, Milton Keynes, MK11 3LW, UK
UKHW020558230726
13926UKWH00005B/2080

9 782013 593953